湖南省高职高专药学类专业特色教材

# 中药制剂技术实验指导

主　　审　王启明（湖南恒伟药业股份有限公司）

主　　编　唐莹翠

副 主 编　张云坤　周宜

编　　者（以姓氏笔画为序）

文珊平（湖南食品药品职业学院）

张云坤（湖南食品药品职业学院）

周　宜（湖南中医药大学二附属医院）

唐莹翠（湖南食品药品职业学院）

中国健康传媒集团

中国医药科技出版社

# 内 容 提 要

本教材以《中药制剂技术课程标准》为参考依据，并结合药品生产企业、药品检验研究院等医药企业中药制剂岗位工作任务和任职要求编写而成。本教材精选了15个实验条件成熟、实验内容密切联系教学和生产、基本技能训练效果较好、同时又切合理论课程基本要求的实验项目，其中囊括了液体制剂、浸出制剂、固体制剂等剂型的制备，GMP车间参观设计和《中华人民共和国药典》的查阅等内容。

本教材供高职高专类院校中药学、中药生产与加工、中药制药技术等专业的实验教学使用，也可供其他专业学历层次教学选用。

## 图书在版编目（CIP）数据

中药制剂技术实验指导 / 唐莹翠主编 . —北京：中国医药科技出版社，2019.4

湖南省高职高专药学类专业特色教材

ISBN 978-7-5214-1039-6

Ⅰ .①中…　Ⅱ .①唐…　Ⅲ .①中药制剂学—实验—高等职业教育—教材　Ⅳ .① R283

中国版本图书馆 CIP 数据核字（2019）第 050167 号

**美术编辑**　陈君杞
**版式设计**　南博文化

出版　**中国健康传媒集团** | 中国医药科技出版社
地址　北京市海淀区文慧园北路甲 22 号
邮编　100082
电话　发行：010-62227427　邮购：010-62236938
网址　www.cmstp.com
规格　787×1092mm $^1/_{16}$
印张　4 $^1/_2$
字数　73 千字
版次　2019 年 4 月第 1 版
印次　2024 年 1 月第 2 次印刷
印刷　大厂回族自治县彩虹印刷有限公司
经销　全国各地新华书店
书号　ISBN 978-7-5214-1039-6
定价　**15.00 元**

# 前 言

　　中药制剂技术是高职高专院校中药学专业、中药生产与加工专业及中药制药技术专业的核心课程，也是一门实践性强的综合性应用技术学科。该课程内容体系包括理论教学和实践教学两大模块，理论教学主要研究中药制剂的配制理论、生产技术、质量控制与合理应用等内容，实践教学主要培养学生的实验操作能力、综合分析问题和独立解决问题的能力，以便为学生今后走上工作岗位打下良好基础。目前，大部分高职院校使用的理论教材是 2017 年中国医药科技出版社出版的"全国高职高专院校药学类与食品药品类专业'十三五'规划教材"，而实验教材暂时空缺。因此，根据专业发展、课程建设、教学改革等实际需要，秉承"校企深度融合，加强工学结合特色"的理念，以着重培养学生动手能力和分析、解决问题能力为目标，以实现"教""学""做"真正融合为宗旨，以突出中药制剂技术基本理论知识的应用与实际动手能力的培养，强调实用性、应用性为原则，特聘企业专家共同编写本教材，供高职高专院校中药学、中药生产与加工、中药制药技术等专业的教学使用。

　　本教材精选了 17 个实验条件成熟、实验内容密切联系教学和生产、基本技能训练效果较好、同时又切合理论课程基本要求的实验项目。其中囊括了液体制剂、浸出制剂、固体制剂等剂型的制备，GMP 生产洁净区参观和《中华人民共和国药典》的查阅等内容。每一实验项目都基本包含实验目的、实验提要、仪器与材料、实验内容、实验结果、思考题等六个部分。其中实验目的指明了学生对实验应掌握、熟悉或了解的基本内容和要求；实验提要部分概述了每一剂型的含义、实验原理及制备操作要点；仪器与材料指明了该实验项目要准备的仪器和实验材料；实验内容精选传统经典实验或《中华人民共和国药典》（2015 年版）一部中收载的典型制剂品种，其下有【处方】【制备方法】【性状】【功能与主治】【操作注意事项】等项目；实验结果要求学生对实验结果进行描述，根据产品性状特征及实验数据进行实验分析，并给出实验结论；思考题可进一步开拓学生思路，加深对实验内容的理解和综合，并对实验中遇到的问题做总体的分析和评价，培养学生分析问题、解决问题的能力。

　　本教材编写工作由唐莹翠负责全书的统筹安排，包括统稿、校订，并负责项目一、三、四、五、十一、十七的编写；文珊平负责项目二、六、七、八、十四、十五的编写；张云坤负责项目九、十、十二的编写；周宜负责项目十三、十六的编写。湖南恒伟药业股份有限公司王启明总经理负责本教材的主审工作。

　　本教材的编写是所有编者辛劳地付出，并得到了编者所在单位领导的支持与帮助，在此表示衷心的感谢！本教材中难免存在疏漏与不足之处，敬请广大师生批评指正，以便后期更加完善。

编　者

2018 年 11 月

# 目 录

实验室规则与要求 ……………………………………………………………… 1

项目一 《中华人民共和国药典》的查阅 ………………………………………… 2

项目二 药品GMP生产洁净区参观 …………………………………………… 6

项目三 煎膏剂的制备 …………………………………………………………… 8

项目四 糖浆剂的制备 …………………………………………………………… 12

项目五 酒剂、酊剂、流浸膏剂的制备 ………………………………………… 17

项目六 真溶液剂和高分子溶液剂的制备 ……………………………………… 22

项目七 混悬剂的制备 …………………………………………………………… 26

项目八 乳剂的制备 ……………………………………………………………… 30

项目九 散剂的制备 ……………………………………………………………… 33

项目十 颗粒剂的制备 …………………………………………………………… 36

项目十一 片剂的制备 …………………………………………………………… 39

项目十二 片剂的质量检查 ……………………………………………………… 44

项目十三 硬胶囊剂的填充 ……………………………………………………… 49

项目十四 丸剂的制备 …………………………………………………………… 53

项目十五 软膏剂的制备 ………………………………………………………… 56

项目十六 栓剂的制备 …………………………………………………………… 59

项目十七 膜剂的制备 …………………………………………………………… 62

参考文献 ………………………………………………………………………… 66

# 实验室规则与要求

为了达到实验教学的预期目标，确保实验的顺利进行，学生必须遵守以下实验规则。

1. **预习实验内容** 实验前应仔细阅读实验指导，明确实验目的、实验要求。对处方中药物性质、配制原理、操作步骤、操作关键等做到"心中有数"，并合理安排实验时间。

2. **遵守实验纪律** 应保持实验室内肃静，不得无故迟到或早退，不得擅离实验操作岗位，不得大声喧哗，不进行与实验无关的活动，严禁吸烟。

3. **杜绝差错事故** 实验用原、辅材料应名实相符，要在拿取、称量和放回时进行3次核对；处方中如有毒性药品，须仔细检查是否超过剂量，称量时需经实验指导教师，在专用的天平上称量。称量完毕应盖好瓶塞，放回原处。使用精密仪器时，首先应熟悉性能与操作方法，用前检查，用后登记。如实准确记录实验数据与实验结果。实验成品应写明名称、规格、配制者、配制时间及班组号，交实验老师验收。如发生差错事故或异常现象，应随时报告指导教师，查明原因，及时解决。

4. **爱护仪器药品** 实验仪器、药品应妥善保管、存放和使用。如有破损缺少，应立即报告实验指导教师，并填写仪器药品报损表，然后到预备室补领。实验小组合用的仪器药品，每次实验前应检查核对后再取用。实验指导教师对破损缺少的仪器药品应查明原因，并提出处理意见。注意节约水、电及药品、试剂。

5. **注意安全卫生** 学生进入实验室须穿戴实验工作服。实验结束后及时清洗仪器，并将本组实验台、实验架等整理洁净方可离开。实验小组轮流值日，主要负责实验室内、走廊、地面、门窗的卫生整洁以及垃圾桶清倒工作，关好水、电、窗，经指导教师验收合格后才能离开实验室。注意安全，严防火灾烧伤或中毒事故发生。

6. **实验报告撰写** 实验报告要求使用统一的实验报告本，认真做好实验记录，按时完成，做到格式规范、内容真实、数据可靠、结论正确、文字简练、书写工整。

7. **实验成绩评定** 所有学生实验做完后，期末进行实验考试，实验考试成绩纳入学生实验总成绩。学生实验总成绩为30分，由期末实验考试成绩、平时实验表现（包括实验出勤、实验操作、实验结果、实验报告、卫生纪律方面）综合而成。

# 项目一 《中华人民共和国药典》的查阅

## 一、实验目的

1. 掌握《中华人民共和国药典》的查阅方法，能正确和熟练使用《中华人民共和国药典》查阅相关内容。

2. 熟悉《中华人民共和国药典》的基本结构。

## 二、实验提要

我国药品标准包括《中华人民共和国药典》（以下简称《中国药典》）、原国家食品药品监督管理总局颁布的药品标准（简称"局颁药品标准"）。《中国药典》收载的是疗效确切、质量稳定、毒副作用小的常用药物及其制剂；"局颁药品标准"收载范围：①原国家食品药品监督管理总局审批的国内创新品种，国内生产的新药以及放射性药品、麻醉药品、中药人工合成品、避孕药品等；②前版药典收载过，而现行版未列入的疗效肯定，国内几省仍在生产、使用并需要修订标准的药品；③疗效肯定，但质量标准需进一步改进的新药。

新中国成立后，已颁布施行的《中国药典》版本有1953、1963、1977、1985、1990、1995、2000、2005、2010以及2015年版共10个版次。自1985年以来，《中国药典》每5年更新一次，现在正在使用的是2015年版《中国药典》。10个版次中，其中1953年版《中国药典》只有一部。1963年版至2000年版《中国药典》均分为二部，其中一部收载中药材和饮片、成方制剂及单味制剂，二部收载化学药品、生化药品、抗生素、放射性药品、生物制品及药用辅料等。2005年版和2010年版《中国药典》分为三部，一部收载中药材及饮片、植物油脂和提取物、成方制剂和单味制剂等；二部收载化学药品、抗生素、生化药品、放射性药品以及药用辅料等；三部收载生物制品，并首次将《中国生物制品规程》并入药典。2015年版《中国药典》分为四部，一部收载中药材和饮片、植物油脂和提取物、成方制剂和单味制剂等；二部收载化学药品、抗生素、生化药品以及放射性药品等；三部收载生物制品；四部是将各部药典共性附录部分进行整合，将原附录更名为通则（包括制剂通则、检验方法、指导原则、标准物质和试剂试药相关通则），与药用辅料单独作为第四部。

## 三、仪器与材料

不同版次《中国药典》。

## 四、实验内容

1. **基本内容的查阅** 请按表1-1中各项要求，从不同版次的《中国药典》中查阅所给出的内容，并记录查阅结果。

表1-1 基本内容查阅项目

| 序号 | 查阅项目 | 年版、部、页 | 查阅结果 |
| --- | --- | --- | --- |
| 1 | 溶解度 | | |
| 2 | 粉末分等 | | |
| 3 | 水分测定法 | | |
| 4 | 注射用水质量检查项目 | | |
| 5 | 热原检查法 | | |
| 6 | 密闭、密封、冷处、阴凉处的含义 | | |
| 7 | 甘草性状 | | |
| 8 | 丸剂重量差异检查法 | | |
| 9 | 益母草流浸膏乙醇量 | | |
| 10 | 易溶、略溶的含义 | | |
| 11 | 相对密度测定法 | | |
| 12 | 崩解时限检查法 | | |
| 13 | 微生态活菌制品的含义 | | |

2. **具体制剂的查阅** 按表1-2，1-3中各项要求查阅《中国药典》并完成相关内容。

表1-2　中药制剂查阅项目

| 品名 | 牛黄解毒丸 | 小柴胡颗粒 |
|---|---|---|
| 部、页 | | |
| 处方 | | |
| 性状 | | |
| 功能与主治 | | |
| 质检项目 | | |

表1-3　化学药制剂查阅项目

| 品名 | 硝苯地平片 | 诺氟沙星胶囊 |
|---|---|---|
| 部、页 | | |
| 性状 | | |
| 规格 | | |
| 类别 | | |
| 质检项目 | | |

## 五、查阅注意事项

1. 查阅同一内容可参阅《中国药典》不同版次，应有意识地比较各个版次记载内容的异同。除特别需要注明版次外，其余均指现行版《中国药典》。

2. 药品名称可在品名目录中，按照药品名称首写汉字的笔画进行查阅（同笔画的字按起笔笔形一丨丶丿乛的顺序）。也可在中文索引或汉语拼音索引（按汉语拼音的首写字母顺序）中查阅。

3. 制剂通则、一般鉴别试验、物理常数测定法、一般杂质检查法、分光光度法、色谱法等多种分析方法以及试液、试纸、指示液与指示剂、缓冲液等的配制，滴定液的配制及标定和指导原则等内容的查阅与版次有关。2015年版之前的版次，均在附录中查阅；而2015年版则在第四部中查阅。

## 六、思考题

1. 药典为什么要不断更新？《中国药典》到目前为止有几个版本？查阅时应注意哪些问题？

2.药典的作用和性质是什么？其主要内容有哪些?

（唐莹翠）

# 项目二　药品GMP生产洁净区参观

## 一、参观目的

1. 熟悉或了解GMP生产洁净区的净化设备、洁净室等级标准及卫生管理、人员和物流进入生产区的各种洁净方法。

2. 熟悉各种灭菌方法所常用的设备、性能、使用方法和注意事项。

3. 熟悉药材粉碎与筛析的常用设备构造、性能、使用及保养方法。

4. 熟悉中药提取车间浸提、精制、浓缩与干燥方法及设备。

5. 了解生产剂型的主要工艺流程及保证药品质量和卫生标准的方法。

## 二、参观提要

1. 药品GMP生产洁净区对环境洁净度、人员卫生、厂房、设施和设备都有十分严格的要求。进入药品GMP生产洁净区里的空气必须经过初效、中效、高效三重过滤，车间的洁净度需符合药品生产要求。

2. 人流入口处设有挡鼠板和电击式灭蝇灯及风幕机（防止室外空气进入洁净区）；人流通道和物流通道必须分开，进入药品GMP生产洁净区的物料需要经过净化处理。

3. 药品GMP生产洁净区对卫生要求十分严格，一次性进入洁净区的人员需严格控制。

4. 参观人员不得进入生产区和质量控制区，特殊情况确需进入，应当事先对个人卫生、更衣等事项进行指导。

## 三、生产洁净区的参观流程

1. 参观人员必须在企业相关负责人的带领下走参观通道有序参观。

2. 进入洁净区必须按企业规定换鞋、更衣、洗手、消毒。一般工作区进入D级洁净区的更衣流程见图2-1。

3. 参观完毕，从人流通道有序离开洁净区。

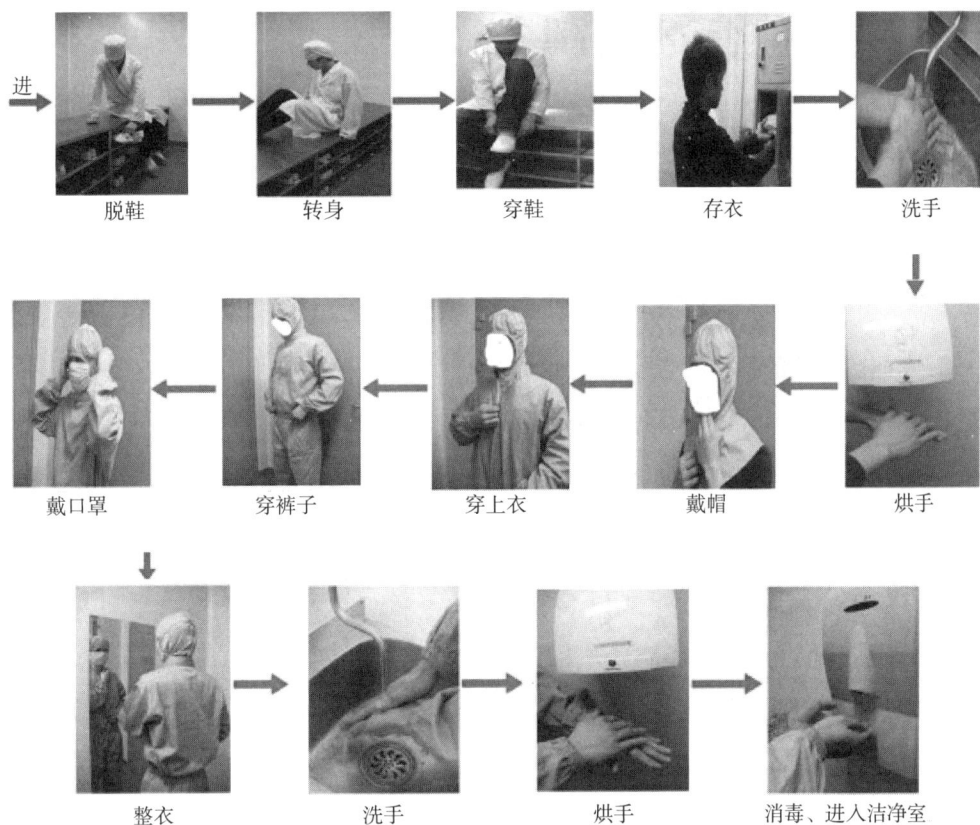

图2-1　D级洁净区更衣流程

## 四、参观注意事项

1. 参观人员必须服从陪同人员的安排。

2. 参观洁净区不得拍照，不得涉及知识产权及相关保密制度的内容。

3. 参观人员有人数限制，必须严格遵守企业规章制度。

4. 参观人员要求进入生产区，需经陪同人员的许可，不得佩戴首饰，不得化妆，不得有伤口并按企业规定换鞋、更衣、洗手、消毒。

## 五、思考题

1. 药品GMP规定生产洁净区分几级？理论依据是什么？

2. 撰写参观心得。

（文珊平）

# 项目三 煎膏剂的制备

## 一、实验目的

1. 掌握煎煮法的操作要点及注意事项。
2. 能熟练运用煎煮法进行煎膏剂的制备，并对煎膏剂进行质量评价。
3. 会根据要求进行转化糖的制备。

## 二、实验提要

### （一）煎膏剂的定义

煎膏剂是指中药饮片用水煎煮，取煎煮液浓缩，加炼蜜或糖（转化糖）制成的半流体制剂。

### （二）煎煮法操作要点

1. **煎器选择** 小型生产选用砂锅、陶器、玻璃或搪瓷煎器等。大型生产选用夹层不锈钢锅或多功能提取罐。忌用铁、铜、镀锡器具煎煮。

2. **加水量** 依药材质地而定，一般为药材量的5~10倍。质地坚硬的药材，如矿物药、贝壳类、根茎类等，加水量可少于一般用水量；质地疏松的药材，如花、叶、全草类等，加水量应大于一般用水量。

3. **煎煮前的浸泡** 花、茎、全草类药材冷水浸泡20~30min；根、根茎、种子、果实浸泡60min。

4. **煎煮火候** 武火煮沸，文火保持微沸。

5. **煎煮时间与次数** 不同气味质地的中药材煎煮时间与次数见表3-1。

表3-1 中药材气味质地与煎煮时间

| 药物气味质地 | 第一煎（min） | 第二煎（min） |
|---|---|---|
| 一般中药材 | 20~30 | 15~25 |
| 解表、行气、清热类、质地轻松、气味芳香的中药材 | 15~20 | 10~15 |
| 滋补药、质地坚硬中药材 | 40~60 | 30~45 |

**6. 某些药材的特殊煎煮方法**　先煎、后下、包煎、另煎、烊化、冲服、生汁兑入等。

（三）炼糖操作要点

炼糖的目的主要有以下几个方面：是为了使糖的晶粒熔融，防返砂，去除水分，净化杂质和杀死微生物。炼糖操作如下：取适量纯化水加热至沸腾，加入0.1%~0.3%酒石酸（目的是使糖在酸性条件下快速转化为转化糖），将红糖慢慢加入，并搅拌至糖全部溶解，继续加热使糖液呈金黄色、透明、清亮，滴水成珠（一开始滴入水中扩散，后来呈圆形、类球形）即可。

（四）收膏操作要点

加热熬炼过程中不断搅拌和捞取液面上的泡沫，且随着稠度的增加，加热温度可相应降低，浓缩至相对密度在1.4左右，即得。经验判断如下。

1. 用玻璃棒趁热挑起，"夏天挂旗，冬天打丝"。

2. 用玻璃棒趁热蘸取膏液，滴于白纸上，不现水迹。

3. 将膏液滴于示指上与拇指共捻，能拉出约2cm的白丝。

## 三、仪器与材料

1. **仪器**　天平、称量纸、药匙、电炉、石棉网、烧杯、量筒、滤纸、漏斗、比重计等。

2. **材料**　益母草、红糖、酒石酸、枇杷叶、蔗糖或炼蜜、纯化水等。

## 四、实验内容

（一）益母草膏

【处方】　益母草　　50g

　　　　　红糖　　　50g

　　　　　酒石酸　　0.1g

【制备方法】

1. **煎煮**　取益母草50g，切成小段，加水煎煮两次，第一次加药材量10倍饮用水，煎煮60min，滤过（4层纱布过滤），药液另器贮存。药渣中加入药材量8倍饮用水，继续煎煮30min，滤过（4层纱布过滤）得滤液（图3-1）。

**2. 浓缩** 合并2次滤液并蒸发浓缩至相对密度为1.21～1.25（80℃）的清膏，备用（图3-2）。

**3. 炼糖** 量取25ml纯化水置电炉上加热至沸，加入0.1g酒石酸，缓慢将50g红糖加入至沸水中，不断搅拌至糖全部溶解，纱布过滤后继续加热至糖液呈金黄色、透明、清亮即可。

**4. 收膏** 将上述清膏加入炼糖中，继续加热熬炼，不断搅拌和捞取液面上的泡沫，收膏时，随着稠度的增加，加热温度可相应降低，浓缩至相对密度在1.4左右，或取少许能平拉成丝，或滴于纸上不见水迹即得。

**【性状】** 本品为棕黑色稠厚的半流体；气微，味苦、甜。

**【功能与主治】** 活血调经。用于血瘀所致的月经不调、产后恶露不绝，症见月经量少、淋漓不净、产后出血时间过长；产后子宫复旧不全见上述证候者。

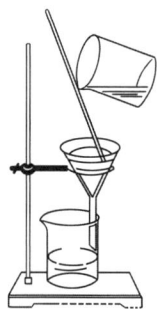

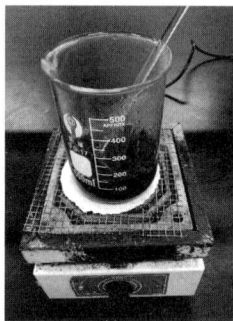

图3-1　过滤装置　　　　　图3-2　浓缩装置及炼糖装置

**【操作注意事项】**

1. 煎煮时注意煎煮次数、煎煮时间和加水量。

2. 要求每次煎液都用80~100目筛网过滤，实验室可采用4层纱布过滤。

3. 浓缩过程中，因药液表面在蒸发时会形成一层药膜，使蒸发浓缩速度下降，还会引起药液爆沸，所以要不断搅拌，以加快药液蒸发浓缩。

4. 炼糖时加入0.1%酒石酸的目的是促使蔗糖的转化，若蔗糖转化率不适当可导致煎膏出现"返砂"现象。另外，炼糖过程要注意控制火候，并防糊化和焦化。

5. 收膏过程中要捞取液面上的泡沫并不断搅拌均匀，防止焦化。

**（二）枇杷叶膏**

**【处方】** 枇杷叶

**【制备方法】** 取枇杷叶，加水煎煮三次，煎液滤过，滤液合并，浓缩成相对密度为1.21~1.25（80℃）的清膏。每100g清膏加炼蜜200g或蔗糖200g，加热使溶化，混匀，浓缩至规定的相对密度1.42~1.46（通则0183），即得。

【性状】　本品为黑褐色稠厚的半流体；味甜、微涩。

【功能与主治】　清肺润燥，止咳化痰。用于肺热燥咳，痰少咽干。

## 五、实验结果

将煎膏剂实验结果请填入表3-2。

表3-2　煎膏剂质量检查项目与结果

| 检查项目 | 检查结果 | |
|---|---|---|
| | 益母草膏 | 枇杷叶膏 |
| 外观 | | |
| 成品量 | | |
| 相对密度 | | |
| 结论 | | |

## 六、思考题

1. 制备煎膏剂红糖为何要炼制？加酒石酸的目的何在？如何炼糖？

2. 画出煎膏剂的制备流程图。如何判断收膏的程度？

3. 制备煎膏剂过程中应注意哪些问题？如何防止煎膏剂"返砂"现象？

（唐莹翠）

# 项目四　糖浆剂的制备

## 一、实验目的

1. 掌握糖浆剂三种配制方法的操作要点。
2. 掌握渗漉法的操作过程及操作要点。
3. 熟悉浓缩、过滤等基本操作。

## 二、实验提要

### （一）糖浆剂的定义

糖浆剂是指含有药物、药材提取物或芳香物质的浓蔗糖水溶液。单纯的蔗糖近饱和水溶液称为"单糖浆"。除另有规定外，中药糖浆剂一般含糖量应不低于45%（g/ml），单糖浆的含糖量为85%（g/ml）。

### （二）中药糖浆剂的制备工艺

中药糖浆剂的制备工艺包括两大部分：中药材的提取浓缩与糖浆剂的配制。

**1. 中药材的提取浓缩**　中药材的提取方法常用的有煎煮法、渗漉法等方法。项目三中煎膏剂的制备介绍了煎煮法。本处重点介绍渗漉法的操作要点。

（1）药材粉碎度　应适宜，过细易堵塞，过粗浸出效果差、溶剂消耗量大，一般用药材的粗粉为宜。

（2）润湿　药粉装渗漉筒前应先用浸提溶剂润湿。使其充分膨胀，以免在筒内膨胀，造成渗漉障碍。药粉量：溶剂用量=1：（0.7~1），两者拌匀后放置0.25~4h。

（3）装筒　药粉装筒时应均匀、松紧适宜。药粉装量一般不超过渗漉筒容积的2/3。并在装好的粉柱表面覆盖滤纸或纱布，并压几个洗净的小石头，以防加入溶剂时药粉漂浮。

（4）排气　添加溶剂时应先打开渗漉筒下口排气，避免粉柱中容存的空气冲破粉柱而影响渗漉。

（5）静置（浸渍）　渗漉前应浸渍24~48h，使溶剂充分渗透扩散，提高浸出效率。

（6）渗漉　渗漉速度应适当。收集渗漉液时，应先收集药材量85%初漉液，另器保存。继续收集药材量3~4倍的续漉液，续漉液低温浓缩成稠膏状，再与初漉液合并处理。

**2. 糖浆剂的配制**　配制糖浆剂的方法有冷溶法、热溶法和混合法三种。

（1）热溶法　将蔗糖加入沸纯化水中，加热溶解后，再加入可溶性药物，混合，溶解，滤过，从滤器上加适量纯化水至规定容量，混合均匀即得。操作时加热时间不宜太长（一般沸后5min），否则转化糖含量增加，使糖浆剂颜色容易变深，应趁热过滤。本法适于对热稳定的药物制备糖浆剂。

（2）冷溶法　是在室温下将蔗糖加入纯化水中溶解，后续步骤同热溶法。此法操作时不用加热，故制得的糖浆色泽较浅或无色，转化糖较少，且制备过程易被微生物污染。本法适于对热不稳定的药物和挥发性药物制备糖浆剂。

（3）混合法　系将药物与单糖浆均匀混合制成。不同状态和性质采用不同方式进行混合。① 水溶性固体药物：先用少量蒸馏水制成浓溶液后再与单糖浆混匀，滤过即可。② 药物为挥发油等液体药物：直接与单糖浆混匀或用少量乙醇溶解后再与单糖浆混匀。③ 水浸提制剂：先加热过滤除去高分子杂质，必要时浓缩后再与单糖浆混匀。④ 含醇制剂：与单糖浆混匀后，加适量甘油助溶或加适量滑石粉助滤。⑤ 干浸膏：用少量甘油或其他适宜液体稀释后再与单糖浆混匀。

**3. 防腐剂用量**　糖浆剂中如需加入苯甲酸或山梨酸等防腐剂，其用量一般为0.2%；对羟基苯甲酸酯类的用量一般为0.05%；或加入适当浓度的乙醇、甘油或其他多元醇亦有一定的防腐作用。

## 三、仪器与材料

**1. 仪器**　天平、称量纸、药匙、渗漉筒、铁架台、脱脂棉、磨塞广口瓶、木槌、接收瓶、电炉、石棉网、烧杯、量筒、滤纸、漏斗等。

**2. 材料**　五味子、30%乙醇、蔗糖、苯甲酸钠、橘子香精、川贝母、桔梗、枇杷叶、薄荷脑、纯化水等。

## 四、实验内容

### （一）五味子糖浆剂

【处方】

| 五味子 | 100g |
|---|---|
| 蔗糖 | 60g |
| 苯甲酸钠 | 1g |
| 橘子香精 | 适量 |
| 加纯化水共制 | 200ml |

【制备方法】 取五味子粉碎成粗粉，取粗粉100g，用30%乙醇作溶剂，浸渍72h后，缓缓渗漉（渗漉装置见图4-1），收集滤液至相当于原药材的二倍，静置后过滤，滤液浓缩至适量。另取蔗糖60g，采用热溶法制成糖浆，待冷，加入上述浓缩液中，再加入苯甲酸钠1g及橘子香精适量，混匀，加水调整至100ml，即得。

【性状】 本品为黄棕色至红棕色的黏稠液体；味甜、微酸。

【功能与主治】 益气生津，补肾宁心。用于心肾不足所致的失眠、多梦、头晕；神经衰弱症见上述证候者。

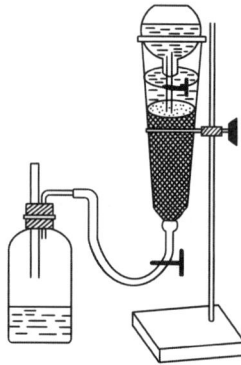

图4-1　渗漉装置

【操作注意事项】

1.药粉填充渗漉筒时，要求松紧均匀一致。装得太松，溶剂很快流过药粉，浸出不完全；反之，会堵塞渗漉筒出口，无法进行渗漉。

2.不同浓度的乙醇配制时，遵循稀释前后溶质的量不变原理，按下式计算：

$$C_1 \times V_1 = C_2 \times V_2$$

式中，$C_2$、$V_2$为稀释后乙醇的浓度和体积；$C_1$、$V_1$为稀释前乙醇的浓度和体积。

3. 加入溶剂时应最大限度地排除药粉间隙中的空气，防止因体积减小压力增大冲破粉柱。且溶剂应始终浸没药粉表面。

4. 热溶法制备糖浆时，严格控制加热温度和时间，防蔗糖水解后生成转化糖，颜色加深。

## （二）川贝枇杷糖浆

【处方】　川贝母流浸膏　　45ml

　　　　　桔梗　　　　　　45g

　　　　　枇杷叶　　　　　300g

　　　　　薄荷脑　　　　　0.34g

【制备方法】　以上四味，川贝母流浸膏系取川贝母45g，粉碎成粗粉，用70%乙醇作溶剂，浸渍5天后，缓缓渗漉，收集初渗漉液38ml，另器保存，继续渗漉，待可溶性成分完全漉出，续渗漉液浓缩至适量，与初渗漉液混合，继续浓缩至45ml，滤过。

桔梗和枇杷叶加水煎煮两次，第一次2.5h，第二次2h，合并煎液，滤过，滤液浓缩至适量，加入蔗糖400g及防腐剂适量，煮沸使溶解，滤过。滤液与川贝母流浸膏混合，放冷，加入薄荷脑和含适量杏仁香精的乙醇溶液，加水调整至300ml，即得。

【性状】　本品为棕红色的黏稠液体；气香，味甜、微苦、凉。

【功能与主治】　清热宣肺，化痰止咳。用于风热犯肺、痰热内阻所致的咳嗽痰黄或咯痰不爽、咽喉肿痛、胸闷胀痛；感冒、支气管炎见上述证候者。

## 五、实验结果

将糖浆剂的实验结果填入表4-1中。

表4-1　糖浆剂质量检查项目与结果

| 检查项目 | 检查结果 | |
| --- | --- | --- |
| | 五味子糖浆 | 川贝枇杷糖浆 |
| 外观 | | |
| 成品量 | | |
| 结论 | | |

## 六、思考题

1. 分析五味子糖浆剂中处方各成分的作用。

2.渗漉筒药粉填充不均匀会造成什么后果?

3.渗漉时，收集85%药材量的初滤液另器保存的目的是什么?

4.糖浆剂产生沉淀的原因及解决办法是什么?

5.写出本实验的操作流程图。

（唐莹翠）

# 项目五　酒剂、酊剂、流浸膏剂的制备

## 一、实验目的

1. 掌握酒剂、酊剂、流浸膏剂的制备方法及质量检查项目。
2. 掌握浸渍法的操作要点及操作注意事项。

## 二、实验提要

### （一）酒剂

**1. 定义**　系指饮片用蒸馏酒提取制成的澄清液体制剂。

**2. 制备方法**　内服酒剂应以谷类酒为提取溶剂，采用浸渍法、渗漉法或其他适宜方法制备，可加入适量的糖或蜂蜜调味。

### （二）酊剂

**1. 定义**　系指原料药物用规定浓度的乙醇提取或化学药物溶解而制成的澄清液体制剂，也可用流浸膏稀释制成。供口服或外用。除另有规定外，毒性药的酊剂，每100ml相当于原药材10g；其他酊剂，每100ml相当于原药材20g。

**2. 制备方法**　通常以不同浓度的乙醇为溶媒，采用溶解法或稀释法、浸渍法、渗漉法制备。

（1）溶解法或稀释法　原料药物是粉末或流浸膏时，取原料药物加规定浓度的乙醇适量，溶解或稀释，静置，必要时滤过，即得。

（2）浸渍法　原料药物是中药材或饮片时，取中药饮片适当粉碎，置有盖容器中，加入溶剂适量，密盖，搅拌或振摇，浸渍3~5日或规定的时间，倾取上清液，再加入溶剂适量，依法浸渍至有效成分充分浸出，合并浸出液，加溶剂至规定量后，静置，滤过，即得。

（3）渗漉法　不易引起渗漉障碍的药材时多采用此法。照流浸膏剂项下的方法（通则0189），用溶剂适量渗漉，至流出液达到规定量后，静置，滤过，即得。

本实验以中药饮片为原料，采用浸渍法制备，本处重点介绍浸渍法的操作要点。

### （三）流浸膏剂

**1. 定义** 系指饮片用适宜的溶剂提取，蒸去部分溶剂，调整至规定浓度而成的制剂。除另有规定外，每1ml流浸膏剂相当于原饮片1g。少数品种直接供临床应用，大多作配制酊剂、合剂、糖浆剂、颗粒剂等剂型的原料。

**2. 制备方法** 除另有规定外，多采用渗漉法制备，亦可用浸渍法、煎煮法制备，也可用浸膏剂稀释制得。

### （四）酒剂、酊剂、流浸膏剂的质量检查项目

酒剂、酊剂、流浸膏剂的质量检查项目见表5-1。

**表5-1 酒剂、酊剂、流浸膏剂的质量检查项目**

| 浸出制剂检查项目 | 酒剂 | 酊剂 | 流浸膏剂 |
| --- | --- | --- | --- |
| 总固体 | + | − | − |
| 乙醇量 | + | + | + |
| 甲醇量 | + | + | + |
| 装量 | + | + | + |
| 微生物限度 | + | + | + |

### （五）浸渍法操作要点

**1. 浸渍溶剂** 浸渍时间通常为3~5天，若选用没有防腐作用的溶剂，在浸渍过程中易造成提取液长霉变质，故浸渍溶剂应有一定的防腐作用，工业上常选用一定浓度的乙醇。

**2. 浸渍温度** 按浸渍温度不同，浸渍法分常温浸渍法和加热浸渍法。前者操作简单，提取液澄明度较好，但提取效率低；后者提取时间缩短，生产效率提高，但提取液澄明度稍差。

**3. 经常振荡或搅拌** 浸渍法提取时，在静止条件下进行，细胞内溶质不断扩散在药材表面形成一层很厚的浓液膜，致扩散速度减慢甚至扩散停止。为增加细胞内外溶质浓度差，促进扩散，需经常振荡或搅拌。

**4. 浸渍次数** 为减少药渣吸附浸出液所致的药物成分的损失，可采用重浸渍法。其操作过程是：将全部浸提溶剂分为几份，先用其第一份浸渍后，药渣再用第二份溶剂浸渍，如此重复2~3次，最后将各份浸渍液合并即得。

### 三、仪器与材料

**1. 仪器**　天平、称量纸、药匙、广口瓶（图5-1）、铁架台、漏斗、纱布、滤纸、烧杯、量筒、渗滤装置等。

**2. 材料**　当归、炙黄芪、牛膝、防风、橙皮、远志、白酒、黄酒、乙醇（60%），浓氨溶液、纯化水等。

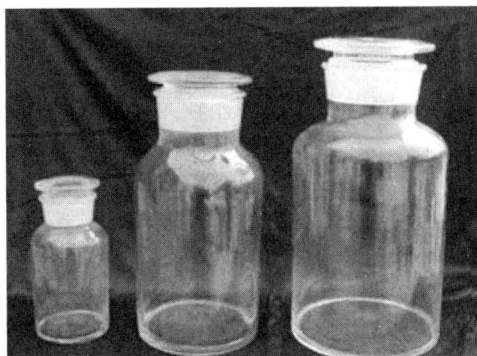

图5-1　浸渍用广口瓶

### 四、实训内容

（一）三两半药酒

【处方】　当归　　　　　　　100g

　　　　　黄芪（蜜炙）　　　100g

　　　　　牛膝　　　　　　　100g

　　　　　防风　　　　　　　50g

【制备方法】　按渗滤法制备。以上四味，粉碎成粗颗粒，用白酒2400ml与黄酒8000ml的混合液作溶剂，浸渍48h后，缓缓渗滤，收集渗滤液，加入蔗糖840g，搅拌使溶解后静置，滤过，即得。

【性状】　本品为黄棕色的澄清液体；气香，味微甜、微辛。

【功能与主治】　益气活血，祛风通络。用于气血不和、感受风湿所致的痹病，症见四肢疼痛、筋脉拘挛。

（二）橙皮酊

【处方】　橙皮（最粗粉）　　　　20g

| | |
|---|---|
| 乙醇（60%） | 100ml |
| 共制 | 100ml |

**【制备方法】** 按浸渍法制备。称取干燥橙皮最粗粉，置广口瓶（图5-1）中，加60%乙醇100ml，密盖，时加振摇，浸渍3~5日，倾出上层清液，用纱布过滤，压榨残渣，压榨液与滤液合并，静置24h，滤过，定容至100ml即得。

**【性状】** 本品为橙黄色的澄清液体；有橘香气。

**【功能与主治】** 理气健胃。用于消化不良，胃肠气胀。为芳香或苦味健胃药，亦有祛痰作用，常用于配制橙皮糖浆。

**【操作注意事项】**

1. 新鲜橙皮与干燥橙皮的挥发油含量相差较大，故本品所用原料以干燥橙皮为宜，如用新鲜橙皮为原料，投料量可酌情增加，乙醇浓度可增加至70%，以保证有效成分的浸出。

2. 用60%乙醇足以使其中的挥发油全部浸出，且乙醇浓度不宜过高，以防止橙皮中的苦味质与树脂等杂质过多的混入。

3. 浸渍时，应注意适宜的温度并时加振摇，以利于有效成分的浸出。

4. 浸渍法目前也可采用超声波强化浸出，即称取干燥橙皮粗粉20g，置广口瓶中，加乙醇，密盖，置超声清洗机（工作频率为25.5~36.5kHz，输出功率不少于250W）的清洗糟内水液中，开机，超声浸出1h，停机，倾取上层清液，过滤，残渣用力压榨，压榨液与滤液合并，静置1h，过滤，即得。

5. 本品含乙醇量应为50%~58%。

（三）远志流浸膏

| **【处方】** 远志（中粉） | 100g |
|---|---|
| 浓氨溶液 | 适量 |
| 乙醇（60%） | 适量 |
| 共制 | 100ml |

**【制备方法】** 按渗漉法制备。取远志中粉，用60%乙醇作溶剂，浸渍24h后，以1~3ml/min的渗漉速度进行渗漉，收集初漉液85ml，另器保存。继续渗漉，收集续漉液300ml，在60℃以下浓缩至稠膏状，加入初漉液混匀后，滴加浓氨溶液适量使成微碱性（pH=8~9）并有氨臭，再加60%乙醇稀释使成100ml，静置，待澄清，滤过，即得。

**【性状】** 本品为棕色的液体。

**【功能与主治】** 祛痰药，用于咳痰不爽。

## 五、实验结果

将实验结果填入表5-2中。

表5-2  酒剂、酊剂、流浸膏剂检查项目及结果

| 检查项目 | 检查结果 | | |
| --- | --- | --- | --- |
| | 三两半酒 | 橙皮酊 | 远志流浸膏 |
| 外观 | | | |
| 乙醇量 | | | |
| 成品量 | | | |
| 结论 | | | |

## 六、思考题

1.酊剂的制备方法有哪些？各有何特点？

2.制备橙皮酊时，操作中应注意哪些问题？

（唐莹翠）

# 项目六　真溶液剂和高分子溶液剂的制备

## 一、实验目的

1. 掌握常用真溶液剂的制备方法、质量标准及检查方法。
2. 掌握亲水胶体的特点和制备原则。
3. 了解液体制剂中常用附加剂的种类、用途及常用量。

## 二、实验提要

### （一）真溶液剂

**1. 定义**　系指药物以分子或离子状态（分散相粒径小于1nm）溶解于适当溶剂中制成的澄明的液体制剂。可以口服，也可外用。常用的溶剂有水、乙醇、甘油、丙二醇、液状石蜡、植物油等。

**2. 制备方法**　有溶解法、稀释法和化学反应法，以溶解法应用最多。其操作步骤如下。

（1）药物的称量和量取　固体药物常以克为单位，根据药物量的大小，选用不同的架盘天平称量。液体药物常以毫升为单位，选用不同的量杯或量筒进行量取。用量少的液体药物，也可采用滴管计滴数量取（标准滴管在20℃时，1ml蒸馏水应为20滴，其重量误差在 ±0.10g之间），量取液体药物后，应用少量蒸馏水洗涤器具，洗液合并于容器中，以减少药物的损失。

（2）溶解及加入药物　取处方溶液的1/2~3/4量，加入药物搅拌溶解，必要时加热。难溶性药物应先加入溶解，也可加入适量助溶剂或采用复合溶剂，帮助溶解。易溶药物、液体药物及挥发性药物最后加入。酊剂加至水溶液中时，速度要慢，且应边加边搅拌。

（3）过滤　固体药物溶解后，一般都要过滤，要选用玻璃漏斗、布氏漏斗、垂熔液玻璃漏斗等，滤材有脱脂棉、滤纸、纱布、绢布等。

（4）质量检查　成品应进行质量检查。

（5）包装及贴标签　质量合格后，定量分装于适当容器内，内服液体药剂用蓝色标签，外用则为红色标签。

## （二）高分子溶液剂

**1. 高分子溶液剂**　系指高分子化合物溶于溶剂中制成的均相液体制剂。以水为溶剂时称为亲水性高分子溶液剂或亲水胶体（溶液黏稠者又称胶浆剂）；非水溶剂时称为非水性高分子溶液剂。

**2. 亲水胶体的制备方法**　采用溶解法制备，制备要点如下。

（1）溶解需先经过溶胀过程，注意避免胶体粉末黏结成团。

（2）胶体溶液处方中有电解质时，需加入保护胶体，遇有浓醇、糖浆等脱水作用的液体时，需用溶媒稀释后加入。

（3）胶体溶液如需过滤，滤材要与胶体溶液荷电相适应。

## 三、仪器与材料

**1. 仪器**　烧杯、试剂瓶、玻璃漏斗、量筒、具塞玻璃瓶、研钵、天平、玻璃棒、电炉等。

**2. 材料**　薄荷油、滑石粉、阿拉伯胶、苯甲酸、纯化水等。

## 四、实验内容

### （一）薄荷水溶液

【处方】　薄荷油　　　　　　0.2ml
　　　　　滑石粉　　　　　　1.5g
　　　　　纯化水加至　　　　100ml

【制备方法】

1. 称取滑石粉，置于干燥研钵中，加入薄荷油，充分研匀。

2. 量取蒸馏水95ml，分次加到研钵之中，先加少量，研匀后再逐渐加入其余的蒸馏水，每次都要研匀，最后留下少量蒸馏水。

3. 将上述混合液移入150ml具塞玻璃瓶中，余下的蒸馏水将研钵中的滑石粉冲洗入玻璃瓶，加塞剧烈振摇10min。

4. 用润湿过的滤纸反复滤过，直至澄清。再从滤器上添加蒸馏水至100ml，摇匀，即得。

【**性状**】 本品为澄清水溶液，具有薄荷香气。

【**功能主治**】 芳香调味药与祛风药。用于胃肠胀气，或作溶剂。

【**操作注意事项**】

1. 本品为薄荷油的饱和水溶液（约0.05%，ml/ml），处方用量为溶解量的4倍，配制时不能完全溶解。

2. 制备时，应将薄荷油与滑石粉充分研磨至分散均匀。

3. 实验所用的滑石粉不宜过细，不宜过度重研，以免滤液浑浊，若第一次滤过后仍然不澄清，可再回滤，直至形成澄明溶液。

## （二）阿拉伯胶浆

【**处方**】
| | |
|---|---|
| 阿拉伯胶 | 75g |
| 苯甲酸 | 0.4g |
| 纯化水加至 | 200ml |

【**制备方法**】 称取75g阿拉伯胶，分散于盛有适量蒸馏水的烧杯中，使其自然溶胀。稍加热并搅拌使其完全溶解后，加入苯甲酸，最后补加蒸馏水至200ml，搅拌均匀，即得。

【**性状**】 本品无毒、无色、无味的液体。

【**作用**】 本品可作黏合剂、保护胶体或者助悬剂等。

【**操作注意事项**】

1. 阿拉伯胶易溶于冷水，浓度40%的溶液是极优的胶浆。阿拉伯胶不溶于乙醇和大多数有机溶液。

2. 亲水胶体需要进行有限溶胀（浸泡）时间一般3~4h。无限溶胀时往往要加热和搅拌。

## 五、实验结果

将实验结果记录于表6-1中。

表6-1 薄荷水与阿拉伯胶浆的检查项目及结果

| 检查项目 | 检查结果 | |
|---|---|---|
| | 薄荷水溶液 | 阿拉伯胶浆 |
| 外观 | | |
| 成品量 | | |
| 结论 | | |

## 六、思考题

1. 分析薄荷水溶液处方中滑石粉的作用。

2. 如何提高胶体溶液的稳定性?

（文珊平）

# 项目七  混悬剂的制备

## 一、实验目的

1. 掌握混悬剂的制备方法。
2. 熟悉混悬剂的质量评定方法。

## 二、实验提要

1. **混悬剂的定义**  系指难溶性固体药物微粒（0.5~10μm）分散在液体分散介质中形成的非均相液体制剂。属于粗分散系，可内服、外用和注射用。

2. **混悬剂的质量要求**  优良的混悬剂应药物颗粒细微、分散均匀、沉降缓慢；沉降后的微粒不结块，稍加振摇后能均匀分散；黏度适宜，易倾倒，且不粘瓶壁。

3. **混悬剂的稳定性**  混悬微粒与分散介质之间存在密度差，借助重力作用，在静置过程中会发生沉降。根据Stokes定律，为使药物颗粒沉降缓慢来增加混悬剂的稳定性，应采取减小混悬微粒粒径、减少混悬微粒与分散介质之间的密度差、增大分散介质的黏度等措施来实施。另外，在制备过程中还通过加入助悬剂、润湿剂、絮凝剂与反絮凝剂等稳定剂来实施。

4. **混悬剂的制备方法**  有分散法和凝聚法。分散法制备时，亲水性药物可先研磨到一定细度，再加液研磨至适宜分散度，最后再加入其余的液体至全量，混匀即可。遇水膨胀的药物配制时不宜采用加液研磨。疏水性药物可加润湿剂研磨到药物颗粒润湿后，再加其他液体研磨，最后加水性液体稀释至全量，混匀即可。凝聚法有化学凝聚法和物理凝聚法。化学凝聚法是将两种或两种以上的稀溶液，混合后发生沉淀反应制成混悬剂；物理凝聚法是通过将药物制成热饱和溶液，在搅拌的同时加至另一种不同性质的冷溶液中，快速结晶（10μm以下微粒占80%~90%）制得混悬剂。

5. **沉降容积比的测定**  将混悬剂倒入有刻度的具塞量筒中，密塞，用力振摇1min，记录混悬液的开始高度$H_0$，放置一定时间后，测定沉降物的高度$H$，按式$F=H/H_0$计算沉降容积比。沉降容积比在0~1之间，其数值愈大，混悬剂愈稳定。

## 三、仪器与材料

**1. 仪器**　研钵、天平、烧杯、量筒、玻璃棒、具塞量筒、电炉等。

**2. 材料**　炉甘石、氧化锌、甘油、羧甲基纤维素钠、硫酸锌、沉降硫、樟脑醑、纯化水等。

## 四、实验内容

### （一）炉甘石洗剂

【处方】　炉甘石（7号筛）　3.0g　　氧化锌（7号筛）　　1.5g

甘油　　　　　　　1.5g　　羧甲基纤维素钠　0.15g

纯化水加至　　　　100ml

【制备方法】

**1. 稳定剂的制备**　称取羧甲基纤维素钠0.15g，加约20ml蒸馏水，溶解成胶浆，备用。

**2. 混悬剂的制备**　采用加液研磨法制备。取炉甘石、氧化锌过筛后于研钵（图7-1）中，加甘油、适量蒸馏水共研成糊状；再加入羧甲基纤维素钠胶浆，随加随搅拌；最后加水定容至100ml，搅匀即得。

【性状】　淡粉色的混悬液，放置后能沉淀，但经振摇后，应成为均匀的混悬液（图7-2）。

【功能与主治】　保护皮肤、收敛、消炎。用于皮肤炎症，如丘疹、亚急性皮炎、湿疹、荨麻疹。

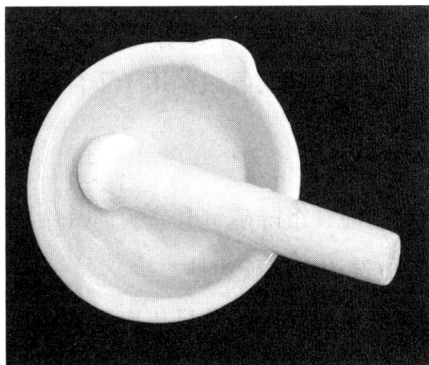

图7-1　研钵

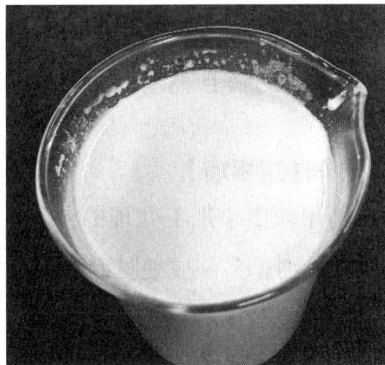

图7-2　炉甘石混悬剂

【操作注意事项】

1. 炉甘石是氧化锌与少量氧化铁的混合物，按干燥品计算含氧化锌不得少于40%。氧化锌有重质和轻质两种，以选用轻质的好。炉甘石和氧化锌应混合过120目筛。

2. 炉甘石与氧化锌均为不溶于水的亲水性药物，能被水润湿。故先加入甘油和少量水研磨成糊状，再与羧甲基纤维素钠水溶液混合，使微粒周围形成水化膜以阻碍微粒的聚合，振摇时易再分散。

3. 羧甲基纤维素钠为白色纤维状粉末或颗粒，无臭，在冷、热水中均能溶解。但在冷水中溶解缓慢，配制时，可先将羧甲基纤维素钠撒在水面上，切忌立即搅拌，使其自然吸水充分膨胀后，再加热使溶解，否则因搅拌而形成团块，使水分子难以进入而导致不易溶解制成溶液。

4. 炉甘石洗剂若配制方法不当或选用的助悬剂不适宜，就不易保持混悬状态，且涂用时有沙砾感。久贮沉淀的颗粒易聚结，振摇亦难再分散。故需加入羧甲基纤维素钠胶浆做助悬剂来增加稳定性。

（二）复方硫（磺）洗剂

【处方】

| | | | |
|---|---|---|---|
| 硫酸锌 | 1.5g | 甘油 | 5ml |
| 沉降硫 | 1.5g | 羧甲基纤维素钠 | 0.25g |
| 樟脑醋 | 2.5ml | 纯化水适量 | |
| 共制 | 50ml | | |

【制备工艺】 取羧甲基纤维素钠，加适量的纯化水，迅速搅拌，使成胶浆状；另取沉降硫分次加甘油研至细腻后，与前者混合。再取硫酸锌溶于10ml纯化水中，滤过，将滤液缓缓加入上述混合液中，然后再缓缓加入樟脑醋，随加随研，最后加纯化水至50ml，搅匀，即得。

【性状】 本品为黄色混悬液体，有硫、樟脑的特臭，放置后易分层。

【功能与主治】 保护皮肤、抑制皮脂分泌、轻度杀菌与收敛。用于干性皮脂溢出症，痤疮等。

【操作注意事项】

1. 药用硫由于加工处理的方法不同，分为精制硫、沉降硫、升华硫。其中以沉降硫的颗粒最细，易制成细腻而易于分散的成品，故选用沉降硫为佳。

2. 硫为强疏水性物质，颗粒表面易吸附空气而形成气膜，故易集聚浮于液面，应先以甘油润湿研磨，使其易与其他药物混悬均匀。

3. 樟脑醋应以细流缓缓加入混合液中，并快速搅拌，以免析出颗粒较大的樟脑。

4.本品禁用软肥皂，因它可与硫酸锌生成不溶性的二价皂。

## 五、实验结果

将实验结果记录于表7-1中。

表7-1　混悬剂的检查项目及结果

| 检查项目 | 检查结果 | |
| --- | --- | --- |
| | 炉甘石洗剂 | 复方硫黄洗剂 |
| 外　观 | | |
| 成品量 | | |
| 沉降体积比 | | |
| 5min | | |
| 15min | | |
| 30min | | |
| 结　论 | | |

## 六、思考题

1.影响混悬剂稳定性的因素有哪些？

2.试分析炉甘石洗剂和复方硫黄洗剂处方中甘油和羧甲基纤维素钠的作用。

（文珊平）

# 项目八  乳剂的制备

## 一、实验目的

1. 掌握乳剂的几种制备方法。
2. 熟悉乳剂类型的鉴别，以及乳剂稳定参数的测定方法。

## 二、实验提要

**1. 乳剂的定义与分类**  乳剂（也称乳浊液）是指互不相溶的两相液体经乳化而形成的非均相液体分散体系。乳剂由水相（W）、油相（O）和乳化剂组成，根据乳化剂的种类、性质及相体积比，可以形成水包油型（O/W）和油包水型（W/O）乳剂，也可制备微乳、复合乳剂或称多重乳剂（W/O/W 或 O/W/O）。乳剂常采用稀释法和染色镜检法鉴别，可供口服、外用及注射。

**2. 乳化剂**  常用的乳化剂有非离子型表面活性剂，如聚山梨酯（吐温）、脂肪酸山梨坦（司盘）等；天然乳化剂，如阿拉伯胶、西黄蓍胶、明胶等；固体微粒乳化剂，如二氧化硅、氢氧化钙等；辅助乳化剂，如纤维素类、硬脂酸、琼脂等。

**3. 制备方法**  实验室制备乳剂的方法主要有干胶法和湿胶法。干胶法是先将油相与胶粉（乳化剂）同置于干燥乳钵中研匀，加入一定比例量的水（部分水相）迅速沿同一方向研磨至稠厚的乳白色初乳生成，再逐渐加水稀释至全量，研匀即可。湿胶法是先将胶粉（乳化剂）溶于水中（部分水相）制成胶浆，再将油相缓缓加入胶浆中，边加边研磨，直到初乳生成，再逐渐加水稀释至全量，研匀即可。

**4. 乳剂的成分配比**  初乳中油：水：胶应有一定的比例量，如为植物油比例为 4：2：1，挥发油比例为 2：2：1，液状石蜡比例为 3：2：1。

**5. 乳剂中药物的加入方法**  ①水溶性药物：先制成水溶液，在初乳制成后加入。②油溶性药物：先溶于油，乳化时尚需适当补充乳化剂用量。③油、水中均不溶的药物：研成细粉后加入乳剂中。

## 三、仪器与材料

1. **仪器**　研钵、天平、具塞玻璃瓶、烧杯、量筒、玻璃棒等。

2. **材料**　氢氧化钙、花生油、液状石蜡、阿拉伯胶、5%尼泊金乙酯醇溶液、纯化水等。

## 四、实验内容

### （一）石灰乳搽剂

【处方】

| | |
|---|---|
| 氢氧化钙溶液 | 50ml |
| 花生油 | 50ml |

【制备方法】　取氢氧化钙溶液与花生油，置具塞玻璃瓶中，密塞，用力振摇使成乳状液，即得。

【性状】　本品为类白色乳状液体。

【功能与主治】　具有收敛、保护、润滑、止痛等作用，用于治疗轻度烧伤、烫伤。

【操作注意事项】

1. 本品系新生皂法制备。氢氧化钙与花生油中所含的少量游离脂肪酸经皂化反应生成钙皂作W/O型乳化剂，后者乳化花生油生成W/O型乳剂。

2. 也可用其他植物油代替花生油，如菜油、麻油、棉籽油等。

### （二）液状石蜡乳剂

【处方】

| | |
|---|---|
| 液状石蜡 | 12ml |
| 阿拉伯胶 | 4g |
| 5%尼泊金乙酯醇溶液 | 0.1ml |
| 纯化水适量，共制 | 30ml |

【制备工艺】　采用干胶法制备。取阿拉伯胶置于干燥乳钵中，加入液状石蜡研匀，加水8ml不断研磨至发出劈裂声，即得初乳。再加5%尼泊金乙酯醇溶液和蒸馏水研匀，共制得30ml。

【性状】　本品为类白色乳状液体。

## 五、实验结果

将实验结果记录于表8-1中。

表8-1　乳剂的检查项目及结果

| 检查项目 | 检查结果 | |
| --- | --- | --- |
| | 石灰乳搽剂 | 液状石蜡乳剂 |
| 外观 | | |
| 乳剂类型 | | |
| 结论 | | |

## 六、思考题

1. 试分析石灰乳搽剂中的乳化剂。

2. 干胶法制备液状石蜡乳剂时，如遇乳化剂黏附在乳棒上，应如何解决？

（文珊平）

# 项目九　散剂的制备

## 一、实验目的

1. 掌握一般散剂、含毒性成分散剂、含共熔成分散剂的制备方法及其操作要点。
2. 熟悉散剂的特殊混合方法——等量递增法的基本原则。
3. 能进行散剂的一般质量检查。

## 二、实验提要

1. **定义**　散剂系指一种或多种药物经粉碎、混合而制成的粉末状剂型。根据用途可分为内服散剂和外用散剂。按药物性质可分为一般散剂、含毒性成分散剂、含液体成分散剂、含低共熔成分散剂。其外观应干燥、疏松、混合均匀、色泽一致，且装量差异限度、水分及微生物限度应符合规定。

2. **制备工艺流程**　物料准备→粉碎→过筛→混合→分剂量→质检→包装。

3. **粒度要求**　对于不同的药物可采用不同的粉碎方法，且根据临床需要及药物性质不同，粉末粒度应有所区别。一般内服散剂，应通过五~六号筛；用于消化道溃疡病的散剂，应通过七号筛；儿科和外用散剂，应通过七号筛；眼用散剂则应通过九号筛。各型号药典筛见图9-1。

4. **制备要点**　混合操作是制备散剂的关键。目前常用的混合方法有研磨混合法、搅拌混合法和过筛混合法。若药物比例相差悬殊，应采用等量递增法混合；若各组分的密度相差悬殊，应将密度小的组分先加入研磨器内，再加入密度大的组分进行混合；若组分的色泽相差悬殊，一般先将色深的组分放入研磨器中，再加入色浅的组分进行混合。

5. **含特殊成分的散剂**　若处方中含毒性成分，应添加一定比例量的赋形剂制成稀释散，或测定毒性成分的含量后再配成散剂。若含低共熔成分，一般先使之产生共熔，再用其他成分吸收混合制成散剂。

### 三、仪器与材料

**1. 仪器** 乳钵、药典筛（图9-1）、药匙、天平等。

**2. 材料** 滑石粉、甘草、氧化锌、薄荷脑、樟脑、薄荷油、硼酸、水杨酸、升华硫、淀粉、包药纸等。

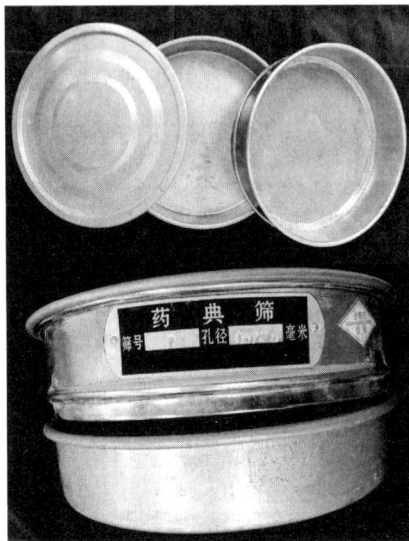

图9-1 药典筛

### 四、实验内容

#### （一）六一散

【处方】 滑石粉　　　30g

　　　　　甘草　　　　5g

【制备方法】 以上二味，甘草粉碎成细粉，采用等量递加法与滑石粉混匀，过六号筛，即得。

【性状】 本品为浅黄白色的粉末；具甘草甜味，手捻有润滑感。

【功能与主治】 清暑利湿。内服用于暑热身倦，口渴泄泻，小便黄少；外治痱子刺痒。

#### （二）痱子粉（含低共熔成分散剂）

【处方】 薄荷脑　　0.15g　　　　水杨酸　　　0.25g

　　　　　硼酸　　　2.1g　　　　　升华硫　　　1.0g

氧化锌　　　1.5g　　　　淀粉　　　　2.5g

樟脑　　　　0.15g　　　　薄荷油　　　0.15ml

滑石粉　　　加至25.0g

【制备方法】　将处方中的水杨酸、硼酸、升华硫、氧化锌、淀粉、滑石粉称量后，取少量滑石粉将乳钵内壁饱和，再将上述药品置于乳钵内混合研细，过七号筛备用；取樟脑、薄荷脑混合研磨至全部液化，并与薄荷油混匀；将共熔混合物与混合细粉按等量递加法研磨混匀，过七号筛，即得。

【性状】　本品为白色的粉末；气香。

【功能与主治】　本品有吸湿、止痒及收敛作用。用于痱子、汗疹等。

【操作注意事项】

1. 处方中薄荷脑、樟脑研磨混合时会产生共熔现象。共熔后，因药理作用几乎无变化，故先将其共熔，再用处方中其他组分吸收混匀。故研磨时应让其全部液化后，再与薄荷油混合。

2. 由于水杨酸与硼酸均为结晶性物料，颗粒较大，研细后，再与升华硫、氧化锌、淀粉研磨混合，再与滑石粉按等量递加法研磨均匀。

3. 痱子粉为外用散剂，应为最细粉，过七号筛。

## 五、实验结果

将实验结果记录于表9-1中。

表9-1　散剂的检查项目及结果

| 检查项目 | 检查结果 | |
| --- | --- | --- |
| | 六一散 | 痱子粉 |
| 外观 | | |
| 成品量 | | |
| 结论 | | |

## 六、思考题

1. 何谓低共熔现象？处方中常见的共熔组分有哪些？

2. 采用等量递增法混合的原则是什么？

（张云坤）

# 项目十　颗粒剂的制备

## 一、实验目的

1. 掌握颗粒剂的制备方法和操作要点。
2. 熟悉颗粒剂的质量要求和质量检查方法。

## 二、实验提要

**1. 定义**　颗粒剂是指药材的提取物与适宜的辅料或药材细粉制成的干燥颗粒状制剂。根据溶解性与溶解状态可分为可溶性颗粒剂、混悬性颗粒剂和泡腾性颗粒剂。

**2. 制备工艺流程**　药材的提取、精制与浓缩→制软材→制湿颗粒→干燥→整粒→质检→包装。

**3. 制备要点**

（1）原药材的提取　应根据药材中有效成分的性质，选择合适的方法提取，一般多采用煎煮提取法，也可用渗漉法、浸渍法及回流提取法等方法进行提取。提取液纯化以往常采用乙醇沉淀法，目前已有采用高速离心、微孔滤膜滤过、絮凝沉淀、大孔树脂吸附等新技术。

（2）制粒　是颗粒剂制备的关键工艺技术。常用挤出制粒、湿法混合制粒和喷雾干燥制粒等方法。采用挤出制粒时，软材的软硬应适当，以"手握成团，轻压即散"为宜。喷雾干燥粉加用适量的干燥黏合剂干法制粒，可制得无糖型颗粒。

（3）干燥　湿颗粒制成后，应及时干燥，久置易结块变形，常用加热法（烘箱）、真空干燥及沸腾干燥等方法。用烘箱干燥时，温度应逐渐上升，一般控制在60℃~80℃。

**4. 混悬型颗粒剂**　处方在的中药材一部分提取成稠膏，另一部分粉碎成细粉加入稠膏中制成颗粒剂。处方中的一般性药材以水为溶剂，煎煮提取，煎液蒸发浓缩至稠膏备用；处方中挥发性、热敏性或淀粉含量较多的药材直接粉碎成细粉，过六号筛，备用。将上述稠膏、药材细粉及适宜辅料混匀制粒。

**5. 泡腾性颗粒剂**　处方中的中药材提取、精制、浓缩成稠膏或干浸膏粉，分成两份，其中一份加入有机酸制成酸性颗粒，干燥，备用；另一份加入碳酸氢钠制成碱性颗粒，干燥，备用。然后将酸性颗粒与碱性颗粒混匀，包装即得。千万不能将有机酸和碳酸氢钠直接混合制颗粒。

**6. 颗粒剂的质量要求** 应干燥均匀，色泽一致，无吸潮、软化、结块、潮解等现象，粒度、水分、溶化性、装量差异、微生物限度检查应符合药典规定。

## 三、仪器与材料

**1. 仪器** 天平、乳钵、不锈钢筛、烘箱等。

**2. 材料** 板蓝根、蔗糖粉、糊精、乙醇、称量纸、牛角勺、喷壶等。

## 四、实验内容

### （一）板蓝根颗粒剂

【处方】 板蓝根　　50g　　　　蔗糖粉　　适量
　　　　　糊精　　　适量　　　　70%乙醇　适量

【制备方法】 取板蓝根50g，加水煎煮两次，第一次2h，第二次1h，合并煎液，滤过，滤液浓缩至适量（约50ml），加乙醇使含醇量为60%，边加边搅，静置使沉淀，取上清液回收乙醇，浓缩至相对密度为1.30~1.33（80℃）的浸膏（约1：3，即1份浸膏相当于3份药材），加入适量蔗糖粉与糊精的混合物（蔗糖：糊精=3：1，）及适量70%的乙醇，混合制成黏度适当的软材，挤压过筛（12~14目）制颗粒，60℃干燥，整粒，即得。

【性状】 为棕色的颗粒；味甜、微苦。

【功能与主治】 清热解毒、凉血利咽、消肿。用于扁桃腺炎、腮腺炎、咽喉肿痛等。用于缓解胃酸过多引起的胃痛、胃灼热感（烧心）、反酸等。

### （二）碳酸氢钠颗粒剂

【处方】 碳酸氢钠　5g　　　　蔗糖粉　　20g
　　　　　糊精　　　30g　　　　50%乙醇　适量

【制备方法】 将碳酸氢钠、蔗糖粉、糊精分别过100目筛，再按等量递加法将碳酸氢钠与辅料混匀；配浓度为50%的乙醇，置于喷壶内，并以气雾状喷入上述混合粉末中，喷入时分散面要大，混合要均匀，制成软材；将软材用10目不锈钢筛网制湿颗粒，并于80℃以下进行干燥；干燥后用10目不锈钢筛网整粒，即得。

【性状】 白色颗粒，颗粒均匀，无杂质。

【功能与主治】 用于缓解胃酸过多引起的胃痛、胃灼热感（烧心）、反酸等。

## 五、实验结果

将实验结果记录于表10-1中。

表10-1 颗粒剂的检查项目及结果

| 检查项目 | 检查结果 | |
| --- | --- | --- |
| | 板蓝根颗粒 | 碳酸氢钠颗粒 |
| 外观 | | |
| 粒度 | | |
| 成品量 | | |
| 结论 | | |

## 六、思考题

1. 若颗粒剂处方中含有挥发性药物，应如何处理？

2. 结合实验操作，说说颗粒剂制备时应注意哪些问题？

（张云坤）

# 项目十一　片剂的制备

## 一、实验目的

1. 掌握湿法制粒压片的过程和技术，压片过程中常见的问题。

2. 学会分析处方组成和各种辅料在压片过程中的作用。

3. 了解单冲压片机的基本构造，冲模的拆卸与安装，压片压力、片重及出片的调整。

## 二、实验提要

### （一）定义

片剂是指药物与适宜的辅料混匀压制而成的圆片状或异形片状的制剂。主要供内服，也可外用。

### （二）片剂的辅料

依作用不同，片剂辅料可分为四大类。

1. **稀释剂与吸收剂**　前者适用于主药剂量小于0.1g，或浸膏含量多、黏性大的药物制片，常用的有淀粉、糊精等。后者适用于处方中含较多挥发油、脂肪油或其他液体药物制片，常用的有磷酸氢钙、碳酸钙等。

2. **润湿剂和黏合剂**　润湿剂用于润湿并启发药粉本身的黏性，常用的有水、乙醇等。黏合剂能增加药粉间黏合作用，适于没有黏性或黏性不足药粉制粒压片，常用的有液体黏合剂如淀粉浆和固体黏合剂如微晶纤维素。

3. **崩解剂**　促进片剂在胃肠道中迅速崩解成颗粒或粉末，促进片剂中主药溶解和吸收。缓控释片剂、口含片、舌下片、咀嚼片等不需添加崩解剂。常用的崩解剂有干淀粉、羧甲基淀粉钠、泡腾崩解剂等。崩解剂的加入方法有三种：内加法、外加法和内外加法。

4. **润滑剂**　是润滑剂、助流剂和抗黏附剂的总称。具有润滑作用、助流作用和抗黏附作用。常用的有硬脂酸镁、滑石粉等。

## （三）片剂的制备方法

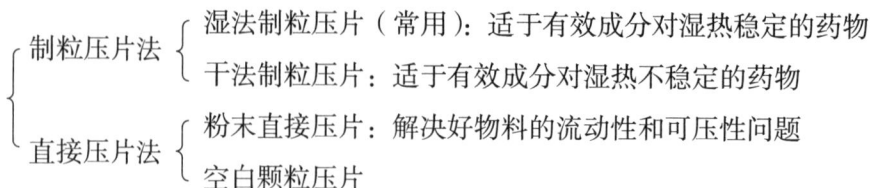

$$\text{制粒压片法}\begin{cases}\text{湿法制粒压片（常用）：适于有效成分对湿热稳定的药物}\\\text{干法制粒压片：适于有效成分对湿热不稳定的药物}\end{cases}$$

$$\text{直接压片法}\begin{cases}\text{粉末直接压片：解决好物料的流动性和可压性问题}\\\text{空白颗粒压片}\end{cases}$$

## （四）湿法制粒压片工艺流程及操作要点

**1. 工艺流程** 湿法制粒压片工艺流程图如图11-1所示。

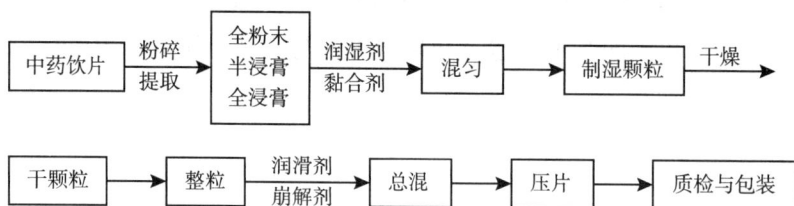

**图11-1 湿法制粒压片工艺流程图**

### 2.操作要点

（1）原药材的处理原则 ①含淀粉较多、贵重药、毒性药、树脂类及受热有效成分易破坏的中药饮片及某些含少量芳香挥发性成分的饮片（如木香、砂仁）和某些矿物药（如石膏）宜粉碎成100目细粉，备用；②含水溶性有效成分饮片或含纤维较多、黏性较大、质地泡松、质地坚硬的饮片，水提取后浓缩成稠膏或干浸膏，备用；③含挥发性成分较多的饮片，采用双提法提取成挥发油和浸膏或干浸膏，备用；④含醇溶性成分的饮片，用乙醇提取后，浓缩成稠膏，备用。

（2）制粒和干燥 同项目十颗粒剂的制备。

（3）整粒 片重≥0.5g的过14~16目筛；片重0.3~0.5g的过16~18目筛；片重0.1~0.3g的过18~22目筛或更细。且要求压片的干颗粒中含有20~30目筛的粉粒以20%~40%为宜，且无细于100目的细粉。

（4）总混 三维混合机内进行。按要求加入润滑剂和崩解剂混匀。若处方中含有挥发油或挥发性药物（用少量乙醇溶解）喷雾于整粒时从干颗粒中筛出的部分细粉上，混匀后再与其他干颗粒混匀。

（5）压片 采用单冲压片机压片。单冲压片机由转动轮、加料斗、模圈、上下冲头、三个调节器（压力、片重、出片）和一个能左右移动的加料斗组成（如图

11-2）。操作步骤如下：①模圈嵌入模台上，上、下冲头固定于上、下冲杆上；②调节压力，上冲连接压力调节器，旋松上冲连杆锁紧螺母，左右转动压力调节器以调节压力，左转压力增大，压出的片剂硬度增加，右转压力减少，压出的片剂硬度降低；③调节片重，下冲连接片重调节器和出片调节器，旋松蝶形螺丝，松开齿轮压板，左右转动片重调节器以调节片重，向左转片重减轻；向右转片重加大；④调节出片，在片重调节的基础上，转动手轮，使下冲上升到最高位置，若高于或低于中模台面，则转动出片调节器，使下冲与中模平面相齐，然后仍将齿轮压板安上，旋紧蝶形螺丝；⑤压片，用手摇动手轮，空车运转十余转，机器运转正常时，则可加料压片。

## 三、仪器与材料

**1. 仪器** 单冲压片机（图11-2）、分析天平、普通天平、电炉、煎煮锅、烘箱、药筛（100目）、尼龙筛（14目、16目）、不锈钢盘、乳钵等。

**2. 材料** 穿心莲饮片、人工牛黄、雄黄、石膏、大黄、黄芩、桔梗、冰片、甘草、淀粉、70%乙醇、硬脂酸镁、滑石粉、交联聚维酮（PVPP）、羧甲基纤维素钠（CMC-Na）、纯化水等。

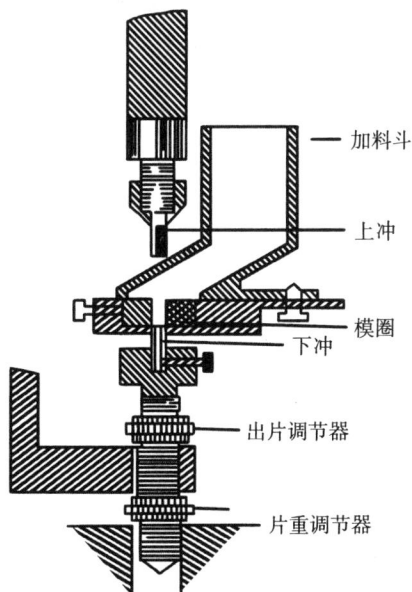

图11-2 单冲压片机

## 四、实验内容

### （一）穿心莲片

【处方】

| | | | |
|---|---|---|---|
| 穿心莲 | 100g | 淀粉 | 适量 |
| 滑石粉 | 适量 | CMC-Na | 适量 |
| PVPP | 适量 | 共制100片 | |

【制备方法】

1. **提取** 取穿心莲饮片100g，加水煎煮两次，每次30min，用纱布加六号筛过滤，滤液浓缩至稠膏。

2. **制颗粒** 淀粉适量于研钵中研细过筛后，加入到上述稠膏中，混匀，制软材，用一号筛（14目）挤出制粒，湿颗粒摊于不锈钢盘内于80℃以下干燥。

3. **整粒** 上述干颗粒用一号筛（16目）过筛整粒

4. **总混** 整粒后，加入颗粒量3%滑石粉作润滑剂，5% CMC-Na和10% PVPP作外加崩解剂，混匀。

5. **压片** 单冲压片机压片，每片相当于原药材1g。

【性状】 本品性状为灰褐色至棕褐色圆片，味苦。

【功能与主治】 清热解毒，凉血消肿。用于邪毒内盛，感冒发热，咽喉肿痛，口舌生疮，顿咳劳嗽，泄泻痢疾，热淋涩痛，痈肿疮疡，毒蛇咬伤。

### （二）牛黄解毒片

【处方】

| | | | |
|---|---|---|---|
| 人工牛黄 | 0.5g | 雄黄 | 5g |
| 石膏 | 20g | 大黄 | 20g |
| 黄芩 | 15g | 桔梗 | 10g |
| 冰片 | 2.5g | 甘草 | 5g |

淀粉、70%乙醇、硬脂酸镁各适量，共制100片。

【制备方法】

1. **制粉料** 雄黄水分成极细粉，大黄粉碎成细粉，人工牛黄、冰片研细，备用。

2. **制膏料** 黄芩、石膏、桔梗、甘草等四味加水煎煮二次，每次2h，滤过，合并滤液，滤液浓缩成稠膏或干燥成干浸膏，备用。

3. **制颗粒** 将稠膏与雄黄、大黄细粉混匀，每100g药料加淀粉7g，用90%乙醇制软材、过筛制湿颗粒，湿颗粒在60~70℃干燥制得干颗粒，备用。

**4. 压片前的总混**　干颗粒放冷后整粒，加入冰片、牛黄细粉，并加入1%的硬脂酸镁，混匀。

**5. 片重计算**　片重 = $\dfrac{\text{压片前物料总重量（g）}}{\text{应压片数}}$

**6. 压片**　按单冲压片机操作步骤进行压片。

【性状】　棕黄色片剂；有冰片香气，味微苦。

【功能与主治】　清热解毒。用于火热内盛，咽喉肿痛，牙龈肿痛，口舌生疮，目赤肿痛。

## 五、实验结果

将实验结果记录于表11-1中。

表11-1　片剂的检查项目及结果

| 检查项目 | 检查结果 | |
|---|---|---|
| | 穿心莲片 | 牛黄解毒片 |
| 外 观 | | |
| 成品量 | | |
| 结 论 | | |

## 六、思考题

1. 片剂制备时，制颗粒的目的何在？
2. 分析压片过程中出现黏冲、片重差异超限及崩解超时限的原因是什么？

（唐莹翠）

# 项目十二　片剂的质量检查

## 一、实验目的

1. 掌握片剂质量要求及检查项目。
2. 能进行片剂的常规质量检查。
3. 会正确使用崩解时限仪、脆碎度检查仪。

## 二、实验提要

片剂系指药物与适宜的辅料混匀压制而成的圆片状或异形片状的固体制剂，是目前临床应用最为广泛的剂型之一。片剂的质量检查项目包括以下内容。

**1. 外观性状**　片剂表面应色泽均匀、光洁，无杂斑，无异物，并在规定的有效期内保持不变。

**2. 片重差异**　取供试品20片，精密称定总重量，求得平均片重后，再分别精密称定每片的重量，每片的重量与表12-1平均片重或标示片重相比较，超出重量差异限度的片剂不得多于2片，并不得有1片超出限度1倍。其中糖衣片应在包衣前检查片芯的重量差异，符合表12-1规定后方可包衣，包衣后不再检查片重差异；除另有规定外，其他包衣片应在包衣后检查重量差异并符合规定。

表12-1　片重差异限度

| 平均片重或标示片重 | 重量差异限度 |
| --- | --- |
| 0.30g以下 | ±7.5% |
| 0.30g及0.30g以上 | ±5% |

**3. 崩解时限**　系指内服固体制剂在规定的条件下，在规定的介质中崩解或溶散成碎粒，除不溶性包衣材料或破碎的胶囊壳外，全部通过直径为2.0mm筛网的时间。不同片剂崩解时限的要求见表12-2。

表12-2　片剂崩解时限

| 片剂类型 | 崩解时限（min） |
|---|---|
| 全粉末片 | 30 |
| 浸膏片、半浸膏片、糖衣片 | 60 |
| 薄膜衣片［在盐酸溶液（9→1000）中进行检查］ | 60 |
| 肠溶衣片［先在盐酸溶液（9→1000）中进行检查2h，无变化，再在pH6.8磷酸盐缓冲液中进行检查］ | 60 |

**4. 硬度及脆碎度**　片剂应具有适宜的硬度和脆碎度，以免在包装、运输等过程中破碎或磨损。检查方法如下：片重为0.65g或以下者取若干片，使其总重约为6.5g；片重大于0.65g者取10片。用吹风机吹去片剂脱落的粉末，精密称重（$W_1$），置脆碎度检查仪圆筒中，转动100次。取出，同法除去粉末，精密称重（$W_2$）。按下式计算减失率：

$$减失率\% = \frac{(W_1 - W_2)}{W_1} \times 100\%$$

要求减失率不得过1%，且不得检出断裂、龟裂及粉碎的片。本实验一般仅作1次。如减失重童超过1%时，应复测2次，3次的平均减失重量不得过1%，并不得检出断裂、龟裂及粉碎的片。

## 三、仪器与材料

**1. 仪器**　电子天平、智能崩解仪（图12-1）、脆碎度检测仪（图12-2）、吹风机等。

**2. 材料**　维生素C片、消炎利胆片、测试液等。

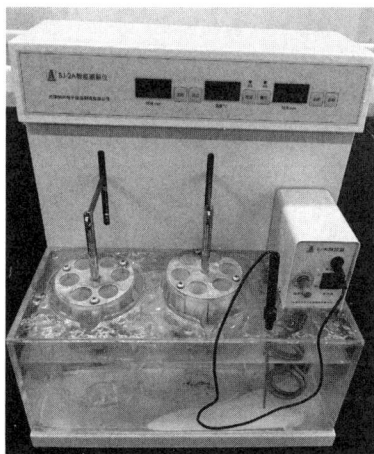

图12-1　智能崩解仪图

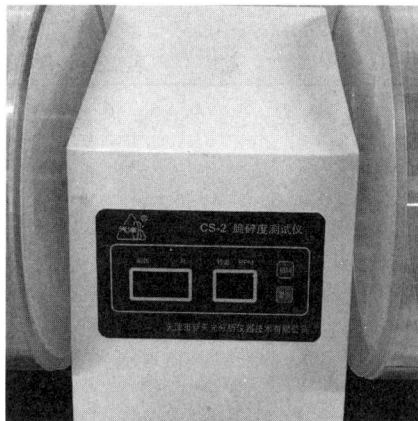

12-2　片剂脆碎度检查仪

## 四、实验内容

### （一）外观性状检查

**1. 检查步骤**　观察片剂性状特征并描述成品的性状。

**2. 检查结果与结论**

将片剂外观性状检查结果填入表12-3中。

表12-3　片剂外观性状检查结果

| 片剂名称 | 检查结果 | |
| --- | --- | --- |
| | 性状描述 | 结论（合格/不合格） |
| 维生素C片 | | |
| 消炎利胆片 | | |

### （二）片重差异检查

**1. 检查步骤**

（1）取药片20片精密称定总重量，求得平均片重。

（2）分别精密称定各片的重量，并记录在表12-4中。

（3）每片片重与表12-1中的平均片重或标示片重比较，超出重量差异限度的药片不得多于2片，并不得有1片超出限度1倍。

**2. 检查结果与结论**

表12-4　片重差异检查结果

| 序号 | 1 | 2 | 3 | 4 | 5 | 6 | 7 | 8 | 9 | 10 | 11 | 12 | 13 | 14 | 15 | 16 | 17 | 18 | 19 | 20 |
| --- | --- | --- | --- | --- | --- | --- | --- | --- | --- | --- | --- | --- | --- | --- | --- | --- | --- | --- | --- | --- |
| 片重g | | | | | | | | | | | | | | | | | | | | |
| 平均片重g | | | | | | | | | | | | | | | | | | | | |
| 重量差异限度 | | | | | | | | | | | | | | | | | | | | |
| 片重范围 | | | | | | | | | | | | | | | | | | | | |
| 结果 | | | | | | | | | | | | | | | | | | | | |
| 结论 | | | | | | | | | | | | | | | | | | | | |

### （三）崩解时限检查

**1. 检查步骤**

（1）崩解时限检查仪水箱中加水，1000ml烧杯中加入规定的测试液，保持水箱内水位高于水位线。

（2）接通电源，置开关于ON位置，所有显示屏亮；打开加热开关，开始加热。

（3）调节吊篮位置使吊篮下降时筛网距烧杯底部25mm，调节水位高度使吊篮上升时筛网在水面下15mm处，待水温达到要求时即可测试。

（4）设定停机时间，按选择键选择设定"时"或"分"，按"∧""∨"键增减。取维生素C片或消炎利胆片6片，分别投入吊篮的6个玻璃管中（每管一片），完成后按启动键，按药典要求进行崩解实验，并记录崩解时间。

（5）吊篮工作完毕停机时蜂蜜器报警，按"∧""∨"可停止蜂鸣。

（6）片剂应全部崩解并通过筛网，如有1片不能完全崩解，应另取6片复试，复试应按规定加上挡板。

**2. 检查结果与结论**

片剂崩解时限检查结果记录于表12-5中。

表12-5  片剂崩解时限检查结果

| 片剂名称 | 检查结果 | |
| --- | --- | --- |
| | 崩解时间（min） | 结论（合格/不合格） |
| 维生素C片 | | |
| 消炎利胆片 | | |

### （四）脆碎度检查

**1. 检查步骤**

（1）片重为0.65g或以下者取若干片，使其总重约为6.5g，片重大于0.65g者取10片；用吹风机吹去脱落的粉末，精密称重$W_1$。

（2）接通脆碎度检查仪电源，打开电源开关；打开左右轮鼓端盖（握住端盖金属手柄，向内轻按并顺时针旋转，即可打开端盖）。

（3）将药片放入轮鼓，装上轮鼓端盖（握住金属手柄，将手柄轴向轴孔内按入，逆时针旋转，关闭端盖）。

（4）按动"复零启动"按键，仪器开始工作，并自动计数，待轮鼓转动100转时，自动停机报警。

（5）打开端盖，取出药片；用吹风机吹去脱落的粉末，精密称重 $W_2$。

（6）计算减失率。

## 2. 检查结果与结论

片剂脆碎度检查结果填入表12-6中。

表12-6　片剂脆碎度检查结果

| 检查结果 | 片剂名称 | |
| --- | --- | --- |
| | 维生素C片 | 消炎利胆片 |
| $W_1$（g） | | |
| $W_2$（g） | | |
| 减失率% | | |
| 结论（合格/不合格） | | |

## 五、思考题

1. 崩解时限测定时，如何配制测定介质?

2. 结合片剂制备工艺和所用原辅料，试分析引起片剂硬度、崩解超时限、重量差异超限的因素有哪些?

（张云坤）

# 项目十三　硬胶囊剂的填充

## 一、实验目的

1. 掌握手工填充法、板装法制备硬胶囊剂的方法。

2. 掌握硬胶囊剂的装量差异检查方法。

3. 通过手工填充法、板装法制备出合格硬胶囊。

## 二、实验提要

胶囊剂系指药物或加有辅料充填于空心硬质胶囊或密封于软质囊材中制成的固体制剂。主要供口服用，也可用于直肠、阴道等。空胶囊壳的主要材料为明胶，也可用甲基纤维素、海藻酸盐类、聚乙烯醇、变性明胶及其他高分子化合物，以改变溶解性或达到肠溶的目的。根据胶囊剂的硬度及溶解和释放特性，胶囊剂可分为硬胶囊、软胶囊（胶丸）、肠溶胶囊和缓控释胶囊。硬胶囊剂的一般制备过程如下。

**1. 空胶囊壳与内容物准备**　空胶囊壳分上下两节，分别称为囊帽与囊体。空胶囊壳根据有无颜色，分为无色透明、有色透明与不透明三种类型；根据锁扣类型，分为普通型与锁口型两类；根据大小，分为000、00、0、1、2、3、4、5号八种规格，其中000号最大，5号最小。内容物可根据药物性质和临床需要制成不同形式的内容物，主要有粉末、颗粒、小片、小丸等。

**2. 胶囊的填充**　胶囊的填充方法有手工填充和机械填充。其填充车间应保持温度18~26℃，相对湿度45%~65%。小量试制可用胶囊充填板或手工填充药物，填充好的胶囊用洁净的纱布包起，轻轻搓滚，使胶囊光亮。大量生产可用全自动胶囊填充机填充药物，填充好的胶囊使用胶囊抛光机清除吸附在胶囊外壁上的细粉，使胶囊光洁。

**3. 质量检查**　填充好的胶囊进行含量测定、崩解时限、装量差异、水分、微生物限度等项目的检查。

胶囊剂的装量差异检查方法：取供试品20粒（中药取10粒），分别精密称定重量后，倾出内容物（不能损失囊壳），硬胶囊壳内壁用小刷或其他适宜的用具（如棉签等）拭净，再分别精密称定囊壳重量，求得每粒内容物装量与平均装量。每粒装量与平均装量相比较，超出装量差异限度的胶囊不得多于2粒。并不得有1粒超出装量差异限度的1倍。

4. **包装及贴标签** 质量检查合格后，定量分装与适当的洁净容器中，加贴符合要求的标签。

## 三、仪器与材料

1. **仪器** 电子天平、药匙、胶囊填充板（图13-1）、刮粉板、白纸或洁净的玻璃板、洁净纱布等。

2. **材料** 空胶囊、自制药物粉末或颗粒、液状石蜡。

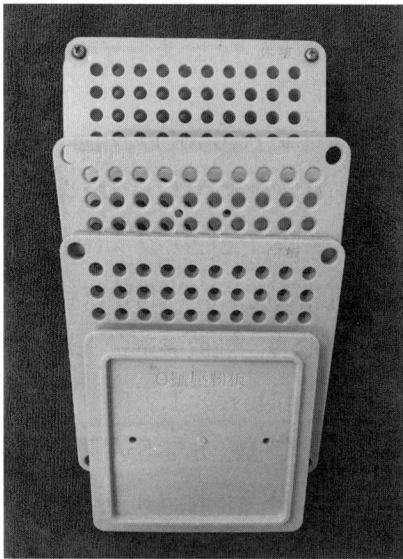

图13-1 胶囊填充板

## 四、实验内容

（一）硬胶囊剂的填充

1. **手工操作法** 操作步骤如下。

（1）将药物粉末置于白纸或洁净的玻璃板上，用药匙铺平并压紧，使药物粉末厚度约为胶囊体高度的1/4或1/3。

（2）手持胶囊体，口垂直向下插入药物粉末，使药粉压入胶囊内，同法操作数次，至胶囊被填满，使其达到规定重量后，套上胶囊帽。

【操作要点】

填充过程中所施压力应均匀，还应随时称重，以使每粒胶囊的装量准确。为使填充好的胶囊剂外形美观、光亮，可用喷有少许液状石蜡的洁净纱布轻轻滚搓，擦去胶囊剂外面黏附的药粉。

**2. 板装法**　操作步骤如下。

（1）将晃板放在帽板上，放入适量胶囊帽，晃动使胶囊帽口部向上掉落胶囊板孔中，倒出多余胶囊帽，取下晃板，把导向板孔径大的一面盖在帽板上。

（2）把晃板放在体板上，放入适量胶囊体并晃动使胶囊口部向上掉落胶囊板中，倒出多余的胶囊体，取下晃板。

（3）在体板上导入药粉用刮板来回刮动。

（4）将重叠的帽板中间板翻转盖在体板上，双手用力下压使胶囊锁合。

（5）取出帽板、中间板，填充好的胶囊都在中间板上，轻轻拍打中间板，使胶囊掉出。

## （二）硬胶囊的装量差异检查

硬胶囊的装量差异检查操作步骤如下。

1. 先将20粒胶囊分别精密称定重量。

2. 再将内容物完全倾出，再分别精密称定每粒空胶囊壳重量。

3. 求出每粒内容物的装量与平均装量。

4. 将每粒装量与平均装量进行比较，超出装量差异限度的胶囊不得多于2粒。并不得有1粒超出装量差异限度的1倍，则装量差异检查合格。

## 五、实验结果

将胶囊剂装量差异检查结果填入表13-1中。

表13-1　胶囊剂装量差异检查结果

| 序号 | 1 | 2 | 3 | 4 | 5 | 6 | 7 | 8 | 9 | 10 | 11 | 12 | 13 | 14 | 15 | 16 | 17 | 18 | 19 | 20 |
|---|---|---|---|---|---|---|---|---|---|---|---|---|---|---|---|---|---|---|---|---|
| 胶囊重量（g） | | | | | | | | | | | | | | | | | | | | |
| 囊壳重量（g） | | | | | | | | | | | | | | | | | | | | |
| 内容物装量（g） | | | | | | | | | | | | | | | | | | | | |
| 平均装量（g） | | | | | | | | | | | | | | | | | | | | |

装量差异限度

续表

| 序号 | 1 | 2 | 3 | 4 | 5 | 6 | 7 | 8 | 9 | 10 | 11 | 12 | 13 | 14 | 15 | 16 | 17 | 18 | 19 | 20 |
|------|---|---|---|---|---|---|---|---|---|----|----|----|----|----|----|----|----|----|----|----|
| 装量范围 | | | | | | | | | | | | | | | | | | | | |
| 结果 | | | | | | | | | | | | | | | | | | | | |
| 结论 | | | | | | | | | | | | | | | | | | | | |

## 六、思考题

1. 哪些药物不适于制成胶囊剂?

2. 填充硬胶囊剂时应注意哪些问题?

（周　宜）

# 项目十四 丸剂的制备

## 一、实验目的

1. 掌握塑制法制备丸剂的工艺流程。
2. 掌握丸剂的质量要求与检查项目。
3. 熟悉炼蜜的过程。

## 二、实验提要

1. **定义** 系指原料药物与适宜的辅料制成的球形或类球形制剂。中药丸剂包括蜜丸、水蜜丸、水丸、糊丸、蜡丸、浓缩丸和滴丸等；化学药丸剂包括滴丸、糖丸等。

2. **制备方法** 有塑制法、泛制法和滴制法。其中蜜丸及部分浓缩丸、糊丸、蜡丸采用塑制法制备；水丸及部分水蜜丸、糊丸、浓缩丸采用泛制法制备；滴丸采用滴制法制备。

3. **塑制法制备工艺流程**

塑制法制备工艺流程见图14-1。

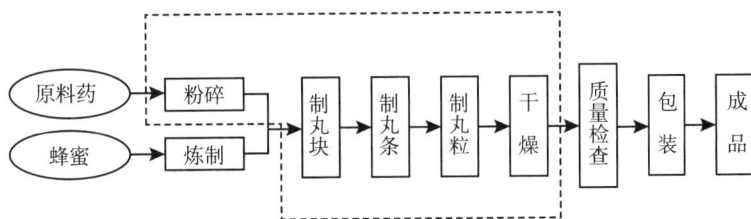

**图14-1 塑制法制备工艺流程图**

（1）药粉粒度 除另有规定外，供制丸剂应用的药粉应为细粉或最细粉。

（2）炼蜜 蜜丸所用的蜂蜜需经炼制后使用。炼制方法：小量生产时，将生蜜置锅中，加入适量的清水（蜜、水总量不能超过锅总容积的1/3，以防加热沸腾后，泡沫溢锅）加热至沸腾，过滤，除去浮沫及杂质，再置锅中继续加热熬炼（熬炼过程中不断用筛捞去浮沫）至所需程度。大量生产时常用夹层锅以蒸汽为热源进行炼制，既可以常压炼制，也可以减压炼制。除另有规定外，用塑制法制备蜜丸时，炼蜜应趁热加入药粉中，混合均匀；处方中有树脂类、胶类和含挥发性成分的时，炼蜜应在60℃左右时加入。

4. **丸剂质量要求与检查项目**　丸剂外观应圆整均匀、色泽一致。蜜丸应细腻滋润，软硬适中。除另有规定外，丸剂应进行水分、重量差异、装量差异、溶散时限及微生物限度等相应检查。

## 三、仪器与材料

1. **仪器**　电子天平、搓丸板、搓丸条、瓷盆、方盘、铝锅、烧杯、尼龙筛网、比重计、温度计、电炉等。

2. **材料**　山楂、六神曲、麦芽、熟地黄、酒萸肉、牡丹皮、山药、茯苓、泽泻、蔗糖、蜂蜜、纯化水等。

## 四、实验内容

（一）大山楂丸

【处方】　山楂　　　　　　　　　200g　　　　　　麦芽（炒）　　　　30g
　　　　　六神曲（麸炒）　　　　30g

【制备方法】　取以上三味，粉碎成细粉，过筛，混匀；另取蔗糖120g，加水54ml与炼蜜120g，混合，炼至相对密度约为1.38（70℃）时，滤过，与上述细粉混匀，制丸块，搓丸条，制丸粒，即得，每丸重9g。

【性状】　大山楂丸应为棕红色或褐色的大蜜丸，应细腻滋润、软硬适中，味酸、甜。

【功能与主治】　开胃消食。用于食积内停所致的食欲不振，消化不良，脘腹胀闷。

【操作注意事项】

1. 蜂蜜的炼制程度应根据方中药物的性质进行控制，炼制过嫩时含水量高，使药粉黏合较差，且制备的蜜丸易霉变；炼制过老则丸块发硬，难以搓丸且影响崩解。

2. 大山楂丸和药时应采用温蜜和药。和药时药粉与炼蜜应充分混合均匀，制成软硬适度、可塑性强的丸块，以保证搓条、制丸等工序的顺利进行。

3. 为了便于制丸操作，避免丸块、丸条与工具粘连，保证丸粒表面光滑，操作前可在搓丸、搓条工具上涂擦少量润滑剂。润滑剂可用麻油1000g加蜂蜡200~300g熔融制成。

4. 蜜丸极易染菌，应采取适宜措施和方法防止微生物污染，采用适宜的方法进行灭菌。

## （二）六味地黄丸

**【处方】**

| | | | |
|---|---|---|---|
| 熟地黄 | 160g | 牡丹皮 | 60g |
| 酒萸肉 | 80g | 茯苓 | 60g |
| 山药 | 80g | 泽泻 | 60g |

**【制备方法】** 以上六味，粉碎成细粉，过筛，混匀。每100g粉末加炼蜜80～110g制成小蜜丸或大蜜丸，即得。

**【性状】** 本品为棕褐色至黑褐色的小蜜丸或大蜜丸；味甜而酸。

**【功能与主治】** 滋阴补肾。用于肾阴亏损，头晕耳鸣，腰膝酸软，骨蒸潮热，盗汗遗精，消渴。

## 五、实验结果

将丸剂的检查项目及结果记录于表14-1中。

表14-1　丸剂检查项目及结果

| 检查项目 | 检查结果 | |
|---|---|---|
| | 大山楂丸 | 牛黄解毒片 |
| 外 观 | | |
| 成品量 | | |
| 结 论 | | |

## 六、思考题

1. 影响蜜丸质量的主要因素有哪些？应采取哪些措施提高蜜丸的质量？

2. 写出本实验的操作流程图。

（文珊平）

# 项目十五　软膏剂的制备

## 一、实验目的

1. 掌握软膏剂的制备方法。

2. 熟悉软膏剂中药物的加入方法。

3. 了解软膏剂的质量评价方法。

## 二、实验提要

1. **软膏剂**　系指药物与适宜的基质制成的具有适当稠度的半固体外用剂型。基质可分为油脂性基质、乳剂型基质、水溶性基质。其中用乳剂型基质制成的软膏剂又称乳膏剂。

2. **制备方法**　有研和法、熔合法和乳化法。研和法适合于基质较软的油脂性基质，该法是在常温下将药物与基质等量递加混合均匀，适于小量制备且药物不溶于基质者。熔合法适合于大量制备含有固体成分的油脂性基质。乳化法是制备乳膏剂的专用方法，其中水相和油相混合时的搅拌速度不宜过快或过慢，以免乳化不完全或因混入大量空气使成品失去细腻和光泽并易变质；水相和油相温度应控制在80℃以下，且两相温度应基本相同，以免影响如乳膏的细腻性。其中，基质选择可根据主药的性质及临床治疗的要求选用，也可根据含药量多少及季节的不同，适量增减蜂蜡、石蜡、液状石蜡等的用量，以调节软膏稠度。

3. **软膏剂中药物的加入方法**　应根据药物和基质的性质选用。①不溶性固体药物：应粉碎成细粉（六号筛）后，缓缓加入基质中混匀，或者在不断搅拌下加到熔融的基质中继续搅拌至冷凝。②可溶于基质的药物：溶解于基质或基质组分中。③用植物油提取的药油：要先与油相混合。④水溶性药物：应先用少量水或甘油溶解，再用羊毛脂吸收后，最后与其余基质混合。⑤药物的水溶液：也可直接加入水溶性基质中混匀。⑥中药煎剂、流浸膏等：可先浓缩至糖浆状，再与基质混合。⑦固体浸膏：可加少量溶剂使软化或研成糊状。⑧有共熔成分时，先共熔，再与冷却至40℃左右的基质混匀。⑨遇热稳定的药物：应使基质冷至40℃左右再与之混合。

4. **软膏剂的质量评价**　软膏剂应具有适当的黏稠度，应易涂布于皮肤或黏膜上，不融化，黏稠度随季节变化应很小。应无酸败、异臭、变色、变硬等变质现象。乳膏剂不得有油水分离及胀气现象。除另有规定外，应进行粒度、装量、无菌或微生物限度检查。

### 三、仪器与材料

1. **仪器**　电子天平，研钵，恒温水浴锅，烧杯，蒸发皿，量筒，玻璃棒等。
2. **材料**　樟脑，薄荷脑，薄荷油，桉叶油，石蜡，蜂蜡，氨溶液，凡士林等。

### 四、实验内容

（一）清凉油软膏

【处方】　樟脑　　　8g　　　薄荷脑　　8g

薄荷油　　5ml　　　桉叶油　　5ml

石蜡　　　10g　　　蜂蜡　　　5g

氨溶液（10%）0.3ml　　凡士林　　10g

【制备方法】

1. 先将樟脑、薄荷脑混合研磨使其共熔。

2. 将薄荷油、桉叶油加入到上述共熔物中并与之混合均匀。

3. 将石蜡、蜂蜡与凡士林混合加热至110℃（除去水分），必要时过滤，放冷至70℃，加入上述混合好芳香油，搅拌。

4. 加入氨溶液，混匀即可。

【性状】　本品为淡黄色软膏，气芳香。

【功能主治】　祛风镇痛，消炎止痒，清凉。主治外感风寒，风热中暑，蚊虫螫咬，烧伤烫伤以及晕车晕船。

【操作注意事项】

1. 清凉油中含有樟脑和薄荷脑低共熔成分，所以应先低共熔，后再与基质混匀。

2. 混合基质熔化时应将熔点高的先熔化，然后加入熔点低的熔化。

（二）冰黄肤乐软膏

【处方】　大黄　　　3.2g　　　硫黄　　　2.4g

甘草　　　0.6g　　　薄荷脑　　0.21g

姜黄　　　2.3g　　　黄芩　　　0.5g

冰片0.25g　　软膏基质适量，共制备100g

【功能主治】 清热燥湿，活血祛风，止痒消炎。用于湿热蕴结或血热风燥引起的皮肤瘙痒；神经性皮炎、湿疹、足癣及银屑病瘙痒性皮肤病见上述证候者。

【性状】 本品为灰黄色的乳剂型软膏，具有冰片的特殊气。

【制备方法】

1. **软膏基质的制备** 取甘油8g、硬脂酸12g、三乙醇胺3g、液状石蜡18g、石蜡8g、羟苯乙酯0.15g、蒸馏水加至100g，置于一容器中，加热至85~90℃，待完全溶化，停止加热，搅拌至冷凝，即得；

2. 以上七味，取大黄、姜黄、黄芩、甘草粉碎成极细粉；硫黄研成极细粉；冰片、薄荷脑研匀。

3. 将上述极细粉及经配研的冰片、薄荷脑加入至适量的软膏基质中，搅拌均匀，制成100g，即得。

## 五、实验结果

将软膏剂的检查项目及结果记录于表15-1中。

表15-1 软膏剂的检查项目及结果

| 检查项目 | 检查结果 | |
| --- | --- | --- |
| | 清凉油软膏 | 冰黄肤乐软膏 |
| 外　观 | | |
| 成品量 | | |
| 结　论 | | |

## 六、思考题

1. 清凉油中加入氨溶液的目的是什么？

2. 制备清凉油时为什么要加热除去基质中的水分？

3. 软膏剂中药物应如何加入？

（文珊平）

# 项目十六　栓剂的制备

## 一、实验目的

1. 掌握热熔法制备栓剂的方法。

2. 能生产出合格的栓剂，并能对生产出来的栓剂进行质量评价。

## 二、实验提要

**1. 定义**　栓剂是指药材提取物成药粉与适宜基质制成供腔道给药的固体制剂。其形状与重量因施用腔道而异，分为肛门栓和阴道栓。栓剂外形应完整光滑，无刺激性，塞入腔道后，应能融化、软化或溶化，并能与分泌液混合，逐渐释放出药物，产生局部或全身作用；有适宜的硬度，以免在包装或贮藏时变形。

**2. 基质**　栓剂常用的基质有油溶性基质、水溶性及亲水性基质等，应根据药物性质及治疗上的要求选用。为了使栓剂冷却后易从栓模中脱出，同时保证栓剂外观质量，栓剂应涂润滑剂，基质不同润滑剂也相应不同。

**3. 制备方法**　栓剂的制法有搓捏法、冷压法、热熔法三种。其中搓捏法和冷压法适于脂肪性基质及对热不稳定药物制备栓剂，热熔法适于脂肪性和水溶性基质及对热稳定药物制备栓剂，药剂上最为常用，其制备工艺流程为：基质熔化→与药物混匀→注模→冷却→削去溢出部分→脱模→质检→包装。

**4. 药物与基质的混合方法**　①不溶于油脂、水或甘油的固体药物：应先粉碎成细粉（六号筛），再与基质混合。②油溶性药物：可直接混入已熔化的油脂性基质中，使之溶解，如果加入的药物量过大时能降低基质的熔点或使栓剂过软，可加适量石蜡或蜂蜡调节。③水溶性药物：可用少量水溶解，再用羊毛脂吸收后与基质混匀。④中药浸膏：可直接与已溶化的水溶性基质混匀或用少量水或稀乙醇软化成半固体后再与基质混匀，也可制成干浸膏粉与油溶性基质混合。

## 三、仪器与材料

**1. 仪器**　栓模［阴道栓模、肛门栓模（图16-1）］、蒸发皿、水浴锅、融变时限测定仪、电子天平、刀片、烧杯等。

2.**材料** 甘油、硬脂酸、碳酸钠、纯化水等。

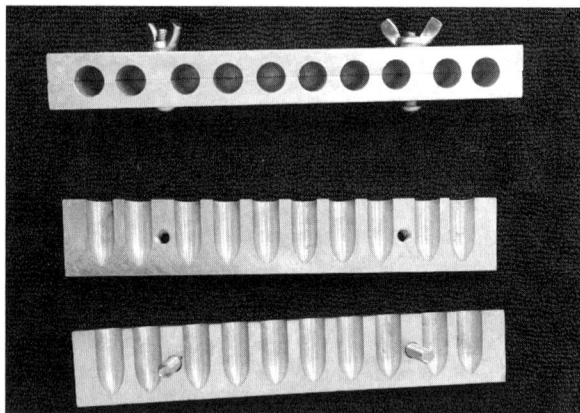

图16-1 肛门栓模

## 四、实验内容

### （一）甘油栓

【处方】 甘油　　　16.0g　　　碳酸钠　　0.4g

硬脂酸　　1.6g　　　纯化水　　2.0g

共制肛门栓 10枚

【制备方法】 取干燥碳酸钠与纯化水置蒸发皿内，搅拌溶解，加甘油混合后置水浴上加热10min以上，加热同时缓缓加入硬脂酸（用前需研磨粉碎成细粉）并随加随搅拌，待泡沫停止、溶液澄明后，注入已涂有润滑剂（液状石蜡）的栓模中，冷却，削去溢出部分，脱模，即得。

【性状】 本品为无色或几乎无色的透明或半透明栓剂。

【功能与主治】 本品为缓下药，有缓和的通便作用。用于治疗便秘。

【操作注意事项】

1.制备甘油栓时，硬脂酸细粉应少量分次加入，与碳酸钠充分反应，直至泡沫停止、溶液澄明、皂化反应完全，才能停止加热。皂化反应产生的二氧化碳必须除尽，否则所制得的栓剂内含有气泡。

2.注模前应将栓模预热（80℃左右），使冷却缓慢进行，如冷却过快，成品的硬度、弹性、透明度均受影响。

3.注模时如混合物温度太高会使稠度变小，所制栓剂易发生顶端凹陷现象，故应在适当的温度下于混合物稠度较大时注模，并注至模口稍有溢出为度，且一次注完。

## （二）保妇康栓

【处方】

| | | | |
|---|---|---|---|
| 莪术油 | 0.82g | 冰片 | 0.75g |
| 硬脂酸聚烃氧（40）酯 | 12.4g | 聚乙二醇4000 | 2g |
| 聚乙二醇400 | 1.2g | 月桂氮卓酮 | 0.18g |

共制备10枚

【制备方法】 以上二味，加入适量乙醇中，搅拌使溶解。另取硬脂酸聚烃氧（40）酯12.4g和聚乙二醇4000 2g，加热使熔化，加入聚乙二醇400 1.2g和月桂氮卓酮0.18g，搅匀，加入上述药液，搅匀，灌入栓剂模中，冷却后取出，制成10枚，即得。

【性状】 本品呈乳白色、乳黄色或棕黄色的子弹形。

【功能与主治】 行气破瘀，生肌止痛。用于湿热瘀滞所致的带下病，症见带下量多、色黄、时有阴部瘙痒；霉菌性阴道炎、老年性阴道炎、宫颈糜烂见上述证候者。

## 五、实验结果

将栓剂的检查项目及结果记录于表16-1中。

表16-1 栓剂的检查项目及结果

| 检查项目 | 检查结果 | |
|---|---|---|
| | 甘油栓 | 保妇康栓 |
| 外观 | | |
| 每栓重量（g） | | |
| 结论（合格/不合格） | | |

## 六、思考题

1. 甘油栓的制备原理是什么？操作时有哪些注意点？

2. 甘油栓处方中硬脂酸、碳酸钠起什么作用？

（周　宜）

# 项目十七　膜剂的制备

## 一、实验目的

1. 掌握以聚乙烯醇（PVA）为成膜材料制备膜剂的方法及操作注意事项。
2. 熟悉成膜材料的性质、特点与选用。

## 二、实验提要

**1. 定义**　膜剂是将药物溶解或分散于成膜材料溶液中，经加工制成的薄膜状或片状的分剂量制剂，可供内服、外用、腔道用、植入或眼用等。它由药物、成膜材料、增塑剂、表面活性剂、填充剂、着色剂等组成。

**2. 成膜材料**　膜剂成型的关键因素。最常用的成膜材料为聚乙烯醇（PVA），该材料为白色或淡黄色粉末或颗粒，国内应用较多的为PVA05-88和17-88两种规格，平均聚合度为500~600和1700~1800。后者聚合度大则分子量大，因而在水中溶解度较小而黏度较大。一般认为醇解度为88%的PVA水溶性最好，在温水中能很快溶解。

**3. 附加剂**　膜剂制备时，根据需要还需加入增塑剂（甘油、山梨醇）、填充剂（淀粉、碳酸钙等）、着色剂（食用色素）、遮光剂（二氧化钛）、矫味剂（蔗糖、甜叶菊糖苷等）、表面活性剂（Tween-80）等辅料。

**4. 制备方法**　主要有涂膜法，制备流程如下。

配制成膜材料浆液→加入药物及附加剂→脱泡→涂膜→干燥→脱膜→质检→分剂量→包装。

实验室采用涂膜法制备时，选用大小适宜、表面平整的玻璃板，洗净，75%乙醇涂搽消毒，再涂上少许液状石蜡，用清洁纱布擦去。然后用吸管吸取药液倒于玻璃板上，用有一定间距的刮刀或玻璃棒将其刮平后，置一定温度的烘箱中干燥，根据剂量切割，即得。

## 三、仪器与材料

**1. 仪器**　天平、吸管、量筒、研钵、三角瓶、恒温水浴锅、烘箱、玻璃板、玻璃棒等。

**2. 材料**　珠黄吹喉散、养阴生肌散、聚乙烯醇、甘油、吐温–80、纯化水。

## 四、实验内容

### （一）珠黄吹喉膜

【处方】　珠黄吹喉散　1g　　　　　聚乙烯醇　　5g
　　　　　甘油　　　　1ml　　　　吐温–80　　3滴
　　　　　纯化水　　　30ml

【制备方法】

1. 取PVA加入85%乙醇浸泡过夜，滤过，沥干，重复处理1次，倾出乙醇，抽滤，将PVA于60℃烘干备用。

2. 称取上述PVA 5g，置三角烧瓶中，加纯化水30ml，水浴加热，使之溶化成胶液，补足水分，备用。

3. 称取珠黄吹喉散（过七号筛）1g于研钵中研细，加甘油1ml，吐温–80 3滴，继续研细，缓缓将PVA胶液加入，研匀，静置脱气泡后，供涂膜用。

4. 取玻璃板（5cm×20cm）2块，洗净，干燥，用75%乙醇涂擦消毒，再涂擦少许液状石蜡。用吸管吸取上述药液10ml，倒于玻璃板上，摊匀，水平晾至半干，自然晾干。小心揭下药膜，按剂量切割后，包装即得。

【性状】　本品为淡黄色均匀薄膜状；气香，味苦。

【功能与主治】　解毒化腐生肌。用于热毒内蕴所致的口舌肿痛、糜烂。

【操作注意事项】

1. PVA浸泡时间要长，浸泡时间不低于30min，一定要使其充分膨胀，然后加热使溶解，并避免剧烈搅拌，以免产生大量气泡。

2. 玻璃板可洗后自然晾干，有利于药膜的脱膜。或洗净干燥后，涂擦液状石蜡，亦可以利于药膜的脱膜。

3. 加药物进成膜材料中时，搅拌应缓慢，以免产生气泡，并通过静置除去已产生的气泡。

4. 干燥后用刀片划痕分格，封装于塑料袋中。

### （二）养阴生肌膜

【处方】　养阴生肌散　1g　　　　　聚乙烯醇　　5g

| | | | | |
|---|---|---|---|---|
| 甘油 | lml | | 吐温－80 | 3滴 |
| 纯化水 | 30ml | | | |

**【制备方法】**

1. 取PVA加入85%乙醇浸泡过夜，滤过，沥干，重复处理1次，倾出乙醇，抽滤，将PVA于60℃烘干备用。

2. 称取上述PVA 5g，置三角烧瓶中，加蒸馏水30ml，水浴加热，使之溶化成胶液，补足水分，备用。

3. 称取养阴生肌散（过七号筛）1g于研钵中研细，加甘油1ml，吐温－80 3滴，继续研细，缓缓将PVA胶液加入，研匀，置于30~40℃的水浴上保温30min脱气泡后，供涂膜用。

4. 取玻璃板（5cm×20cm），洗净干燥，用75%乙醇消毒，并以液状石蜡涂擦。用吸管吸取已混匀的含药聚乙烯醇胶液10ml，置于玻璃板上摊匀，水平干燥后，小心揭下药膜，裁成1.5cm² 小块，包装即成。

**【性状】** 本品为淡黄色均匀薄膜。

**【功能与主治】** 养阴生肌、消炎，用于治疗口腔溃疡。

## 五、实验结果

将膜剂的检查结果记录于表17-1中。

表17-1 膜剂的检查项目及结果

| 检查项目 | 检查结果 | |
|---|---|---|
| | 珠黄吹喉膜 | 养阴生肌膜 |
| 外观 | | |
| 成品量 | | |
| 重量差异 | | |
| 结论（合格/不合格） | | |

## 六、思考题

1. 处方中加入甘油、吐温-80、纯化水各有何作用？

2. PVA在使用前应如何处理?

3. 制备过程中如何防止膜剂产生气泡?

（唐莹翠）

# 参考文献

［1］国家药典委员会.《中华人民共和国药典》（2015年版）.北京：中国医药科技出版社，2015，6.

［2］易东阳，刘葵．中药药剂学［M］.2版.北京：中国中医药出版社，2017，1.

［3］张炳盛，黄敏琪．中药药剂学［M］.北京：中国中医药出版社，2013，2.

［4］秦枫.中药制药技术专业技能实训教程［M］.北京：中国轻工业出版社，2010，4.